婴幼儿健康指导手册

陈　鹏　侯民军　王洪涛　主编

山东大学出版社
SHANDONG UNIVERSITY PRESS
·济南·

图书在版编目(CIP)数据

婴幼儿健康指导手册 / 陈鹏,侯民军,王洪涛主编
. —济南:山东大学出版社,2023.7
　　ISBN 978-7-5607-7859-4

　　Ⅰ. ①婴… Ⅱ. ①陈… ②侯… ③王… Ⅲ. ①婴幼儿
—保健—手册 Ⅳ. ①R174-62

　　中国国家版本馆 CIP 数据核字(2023)第 104334 号

策划编辑 徐 翔
责任编辑 徐 翔
文案编辑 毕玉璇
封面设计 王秋忆

婴幼儿健康指导手册
YINGYOUER JIANKANG ZHIDAO SHOUCE

出版发行	山东大学出版社	
社　　址	山东省济南市山大南路 20 号	
邮政编码	250100	
发行热线	(0531)88363008	
经　　销	新华书店	
印　　刷	山东蓝海文化科技有限公司	
规　　格	720 毫米×1000 毫米　1/16	
	11.5 印张　205 千字	
版　　次	2023 年 7 月第 1 版	
印　　次	2023 年 7 月第 1 次印刷	
定　　价	65.00 元	

《婴幼儿健康指导手册》
编委会

主　编　陈　鹏　侯民军　王洪涛
副主编　（以姓氏笔画为序）

于　蔚　　王　奎　　王　艳　　王文龙　　王庆华　　王海霞
邢月梅　　曲灵菁　　曲荣梅　　吕彩霞　　刘　华　　刘　倩
刘彭翡　　孙　源　　孙桂艳　　孙翠群　　李　娜　　李　萍
李冰洋　　李海华　　张文华　　周凤秋　　赵　君　　郝　凤
姜学红　　姜晓敏　　黄淑贞　　崔伟红　　崔丽华　　宿伟伟

编　委　（以姓氏笔画为序）

刁翔科　　于　蔚　　王　奎　　王　艳　　王　晓　　王文龙
王庆华　　王洪涛　　王桂莲　　王晓华　　王海霞　　王雅婷
从广杰　　史绍茹　　邢月梅　　曲灵菁　　曲荣梅　　吕彩霞
刘　华　　刘　倩　　刘亚萍　　刘彭翡　　江英锋　　孙　源
孙桂艳　　孙翠群　　李　波　　李　娜　　李　悦　　李　萍
李冰洋　　李现鹏　　李春辉　　李奕欣　　李艳明　　李海华
杨翠香　　宋　璇　　张文华　　张忠华　　张建萍　　张馨心
陈　鹏　　苑　琳　　周凤秋　　房美丽　　屈思羽　　孟丽娜
赵　君　　郝　凤　　胡芳红　　侯民军　　姜学红　　姜莎娜
姜晓敏　　原立俊　　徐文倩　　徐美红　　栾明坤　　黄淑贞
曹文静　　常炯炯　　崔伟红　　崔丽华　　崔泽欣　　宿伟伟
葛安民　　董玉洁　　焦栎华　　靳云芳　　褚艳清　　臧丽琴
熊胜珍

前　言

习近平总书记在党的二十大报告中指出："推进健康中国建设。人民健康是民族昌盛和国家强盛的重要标志。把保障人民健康放在优先发展的战略位置，完善人民健康促进政策。"推进健康中国建设，不仅仅是单纯从某个点着手，而是需要由点到面，全方位、全生命周期地维护人民健康。保障婴幼儿的营养与健康是国家经济社会发展的基础，是健康中国建设的必备条件，也是每个父母的最大心愿。

婴幼儿时期是人体生长发育的关键期，由于特殊的生长发育特点，非特异性免疫和特异性免疫均不成熟，易受到细菌和病毒等微生物的感染，需要给予特别关注。作为新一代具有较高文化素质的年轻父母，更希望用科学的方法养育自己的孩子。

为贯彻落实健康中国战略，推动中国现代化健康教育与促进体系建设，加强婴幼儿健康指导，切实解决婴幼儿成长过程中的突出健康问题，资深的疾控专家及预防保健医生根据多年的医学理论知识和工作实践中所积累的经验编写本书。作为新手父母的枕边书，本书系统、权威地阐述了婴幼儿健康发育、护理技巧、预防接种、急救技能、疾病预防等知识。希望本书能指导广大家长科学育儿，不断降低疾病的发病率与病死率，增强儿童体质，保障儿童正常发育，健康成长。

本书的编写参阅了大量相关文献，在此谨致谢忱！

编　者

2023 年 6 月

目　录

绪　论

　　追求健康是人类的共同愿望。在基本生存条件得到根本性改善后，人们崇尚健康、关注健康的热情空前高涨。人生最重要的时期是出生到六岁这一阶段，在人生的第一个六年里，儿童的生长最快、模仿力最强、想象力最丰富，是人一生中智力和才能开发的最佳期，也是人格形成的关键期。如果孩子在这个阶段打好基础，他就会在体质、智力、品德等方面得到综合发展，形成坚强、乐观、自信的性格，在社会竞争中脱颖而出。当儿童处于生长发育阶段时，缺乏自卫能力，易受伤害，此阶段，初为人父人母的各位家长应该尽早了解儿童各年龄段的生长发育、合理喂养及护理、常见病及多发病的发生。在"优生优育"理念日益深入人心的今天，新一代具有较高文化素质的年轻父母，与老一辈们不同，更迫切希望学习科学的"养儿"和"育儿"方法，了解一些儿童时期的常见病、多发病的发生，正确地理解婴幼儿健康的概念和内涵并付诸实践。作为本书开宗明义的绪论，本章将通过介绍儿童健康的重要性、儿童健康特点及年龄分期、儿童健康概念及标准等相关知识，使读者对婴幼儿健康有一个概括性的了解，为后面的章节打下基础。

第一节　儿童健康的重要性

　　儿童是国家的未来、民族的希望，儿童健康是经济社会可持续发展的重要保障。促进儿童健康成长，是建设社会主义现代化强国、实现中华民族伟大复兴中国梦的必然要求。早在1941年，毛泽东同志为《新中华报》题词"好生保育儿童"。1949年9月，《中国人民政治协商会议共同纲领》明确规定要"注意保护母亲、婴儿和儿童的健康"。中华人民共和国成立后，我国宪法也明确增加保护母亲和儿童的条款。1981年，中共中央书记处又提出全党全社会都要重视儿童、少年的健康成长。进入20世纪90年代，妇女儿童问题日益受到国际社会普遍关注，被列入优先领域。"儿童优先""母亲安全"已成为全球新的道德观念和维护人类健康与发展的行为准则。我国于 1994 年 10 月 27 日颁布了《中华人民共和国母婴保健法》,这是第一部专门针对妇女儿童健康制定的法律,它的立法宗旨是"保障母亲和婴儿健康,提高出生人口素质"。2001 年 6 月 20 日,国务院颁布了《中华人民共和国母婴保健法实施办法》,它的施行标志着妇女儿童健康步入了法制管理的轨道。自 20 世纪 90 年代以来,政府就开始制定实施十年一轮的儿童发展规划,明确儿童发展的主要目标,提出实现目标的保障措施,构建促进儿童发展的工作网络。儿童发展规划成为做好儿童工作的方向引领和重要遵循,对促进儿童健康发展起到了重要作用。进入 21 世纪后,国务院批准并正式公布实施《中国儿童发展纲要(2001—2010 年)》和《中国妇女发展纲要(2001—2010 年)》,提出了 2001—2010 年我国妇女儿童发展的目标任务及相关政策措施。2021 年,国务院最新印发了《中国儿童发展纲要(2021—2030 年)》和《中国妇女发展纲要(2021—2030 年)》,这也是目前指导和推动我国妇女儿童工作的行动纲领。下文将结合国务院颁布的《中国儿童发展纲要(2021—2030 年)》和国家卫生健康委出台的《健康儿童行动提升计划(2021—2025 年)》,浅谈一下本书编者对儿童健康重要性的认识。

我国儿童占全国总人口的 17.95％,儿童的身心健康直接关系到民族的素质和国家的发展,是社会可持续发展的重要保证。人类的发展、社会的进步,需要一代人接一代人不断努力,而科学技术的进步、国家经济的繁荣,乃至整个社会文明的高度发展,根本上取决于人口素质的提高。促进儿童发展对于全面提高中华民族素质,建设人力资源强国具有重要战略意义。

不健康的儿童很难成为精力旺盛且有创造能力的人才。我国是一个人口大国,据统计,我国每年诞生 80 万至 120 万缺陷儿,尽管 2020 年,我国严重致残的出生缺陷发生率已经降至 10.40/万的较低水平,但按 1200 万的出生规模推算,还会有 1.2 万个左右的严重致残出生缺陷儿来到这个世界上,我国仍是出生缺陷高发国家。这些严重致残出生缺陷儿的出生必然会给家庭造成极大的精神、心理和经济负担,也会给社会造成较大的经济负担,更何况还有比这个数据大得多的非严重致残出生缺陷的发生。出生缺陷,尤其是严重致残的出生缺陷,在很大程度上难以逆转,是儿童健康最大的"克星"。

国际上通常将婴儿死亡率、孕产妇死亡率和人均期望寿命作为衡量一个国家政治、经济和文化教育的综合指标,而婴儿死亡率直接影响着人口平均期望寿命。一般来说,婴儿死亡率高的国家,人口平均期望寿命随之降低;反之,婴儿死亡率低的国家,人口平均期望寿命必然是较高的。因此,许多发达国家都非常重视儿童保健工作的质量,力求降低婴儿死亡率。

随着人民生活水平的不断提高,社会的不断进步,人们对儿童的健康和发展提出了更高的要求。人们不但要求进一步控制对儿童生命和健康构成威胁的各种疾病,而且要求儿童有更加健康的体质,为儿童的生长发育提供更全面、更高水平的服务;同时,儿童的心理行为发育,以及为将来更好地适应社会需要的综合能力的发展,也都引起了人们的广泛关注。

儿童的健康发展涉及生长发育、营养与喂养、疾病防治等方面,需要推行三级预防措施。一级预防即开展健康教育、指导合理喂养、实施预防接种等,做到防病于未然。二级预防指开展定期健康检查、新生儿疾病筛查等,及早发现偏离或异常,做到早期发现、早期治疗。三级预防是彻底治疗疾病,防止并发症和后遗症。总之,本书以"促进健康、预防为主、防治结合"为原则,全面助力儿童健康成长。

相关知识链接

2021年,国务院印发了《中国儿童发展纲要(2021—2030年)》(以下简称"纲要"),从儿童健康、安全、教育、福利、家庭、环境和法律保护七个领域提出了儿童发展的主要目标和策略措施。十年来,国家加快完善保护儿童权利的法律体系,强化政府责任,不断提高儿童工作的法制化和科学化水平,儿童发展取得了巨大成就。其中,健康方面的主要目标包括:

(1)覆盖城乡的儿童健康服务体系更加完善,儿童医疗保健服务能力明显增强,儿童健康水平不断提高。

(2)普及儿童健康生活方式,提高儿童及其照护人健康素养。

(3)新生儿、婴儿和5岁以下儿童死亡率分别降至3.0‰、5.0‰和6.0‰以下,地区和城乡差距逐步缩小。

(4)构建完善覆盖婚前、孕前、孕期、新生儿和儿童各阶段的出生缺陷防治体系,预防和控制出生缺陷。

(5)儿童常见疾病和恶性肿瘤等严重危害儿童健康的疾病得到有效防治。

(6)适龄儿童免疫规划疫苗接种率以乡(镇、街道)为单位保持在90%以上。

(7)促进城乡儿童早期发展服务供给,普及儿童早期发展的知识、方法和技能。

(8)5岁以下儿童贫血率和生长迟缓率分别控制在10%和5%以下,儿童超重、肥胖上升趋势得到有效控制。

(9)儿童新发近视率明显下降,小学生近视率降至 38% 以下,初中生近视率降至 60% 以下,高中阶段学生近视率降至 70% 以下。0～6 岁儿童眼保健和视力检查覆盖率保持在 90% 以上。

(10)增强儿童体质,中小学生国家学生体质健康标准达标优良率达到 60% 以上。

(11)增强儿童心理健康服务能力,提升儿童心理健康水平。

(12)适龄儿童普遍接受性教育,儿童性健康服务可及性明显提高。

第二节 儿童健康特点及年龄分期

❤ 儿童健康的特点 ❤

儿童正处于不断生长发育的动态平衡中,变化多而快,不同年龄阶段有不同的特点。儿童年龄越小,身心发育越不完善,是易受内外环境不利因素侵扰的脆弱人群。

在儿童生长过程中,不仅要采取防病治病手段,而且还要应用对健康有利的促进性干预措施,如提倡母乳喂养、平衡膳食、计划免疫、体格锻炼、健康教育、生长发育监测、新生儿疾病筛查等。

❤ 儿童年龄分期 ❤

本书重点关注 7 岁以下儿童,将其分为胎儿期、新生儿期、婴儿期、幼儿期、学龄前期、学龄期六个生长阶段。

胎儿期 自卵子与精子结合(受孕)至胎儿娩出,称为胎儿期。正常孕期约 40 周[(40±2)周]。整个胎儿期可分为三个阶段:①胚卵期:为受孕后最初 2 周。②胚胎期:受孕后 2～8 周是胚胎形成阶段,最易受不利因素影响而造成发育异常。③胎儿期:受孕后第 9 周至胎儿娩出。这一时期,胎儿的器官和组织迅速生长,其功能也逐渐发育成熟,这一时期的胎儿容易受孕母身体情况的影响。例如,孕母患有感染性疾病可使胎儿发生各种畸形,常见的有 TORCH(弓形虫、其他病原微生物、风疹病毒、巨细胞病毒、单纯疱疹病毒)感染;孕母滥用药物、接受放射线等均可导致胎儿发育异常;孕母长期缺乏营养素和热量对胎儿的生长发育有一定的影响,如孕母缺乏叶酸可致胎儿神经管畸形;孕母摄入热量或蛋白质不足,可使胎儿发生宫内生长发育迟缓,低出生体重。根据保护胎儿正常生长、降低围生儿死亡率和提高新生儿健康质量的要求,应从胚胎各器官形成起开始保护,做好孕期保健,必要时做产前诊断并采取相应的干预措施。

新生儿期　自胎儿娩出,脐带结扎开始至未满 28 日为新生儿期,是婴儿期的一个重要阶段。因为新生儿的发病率和死亡率均高于其他年龄阶段,因此新生儿期又是一个特殊时期。新生儿各器官系统的发育需进一步完善,功能也需要进行有利于生存的重大调整,要尽快地适应宫外的新生活环境,因此应采取一定的保健措施。例如,推荐母乳喂养、做好新生儿期疾病的预防和治疗,以降低新生儿期的发病率和死亡率。

婴儿期　自胎儿出生到不满 1 周岁为婴儿期。此期是生长发育最快的时期,婴儿所需要的热量和蛋白质相对成人为高,自身免疫功能尚未发育成熟,抗感染的能力较弱,易患各种感染性疾病和传染性疾病。因此,应提倡母乳喂养,及时合理地添加补充食品,定期进行体格检查;同时,要做好计划免疫和常见病、多发病、传染病的防治工作。

幼儿期　从 1 岁至不满 3 岁为幼儿期。此期是语言、思维、动作和社会交往能力发育较快的时期,幼儿对危险的识别和自我保护能力尚不足,易发生各种意外伤害。家长要根据此期的特点,有目的、有计划地进行早期教育,预防意外伤害的发生,培养幼儿良好的卫生习惯,加强断乳后营养,注意幼儿口腔卫生,定期进行体格检查,继续做好计划免疫和常见病、多发病、传染病的防治工作。

学龄前期　3～6 岁为学龄前期。此期儿童的体格生长较以前缓慢,但语言、思维、动作、神经、精神发育仍较快,与外界环境的接触日益增多,更应该加强教育工作,特别要防止意外伤害的发生。家长应开展儿童弱视、斜视、弱听的防治,注意口腔卫生,定期进行体格检查。

学龄期　6～12 岁为学龄期,相当于小学阶段。此期儿童的大脑皮质功能发育更加成熟,对事物具有一定的分析、理解能力。家长要做好健康教育工作,注意用眼卫生、口腔卫生以及疾病防治等工作。

第三节　儿童健康概念及标准

💗 健康概念的演进 💗

健康的传统定义是"没有疾病或残疾"。它虽然反映了健康的生物学特征,

5

但忽视了人体心理、精神和社会环境对健康的作用与影响,因而是不全面、不准确的。1948 年,世界卫生组织(World Health Organization,WHO)在成立宪章中指出:健康是一种生理、心理和社会适应都臻于完满的状态,而不仅仅是没有疾病与虚弱的状态。1978 年,国际初级卫生保健大会制定的《阿拉木图宣言》重申了 WHO 的健康定义,并进一步提出健康是"基本人权,达到尽可能的健康水平是世界范围的一项最重要的社会性目标"。1989 年,WHO 根据现代社会的发展,将道德健康纳入健康概念之中,提出了 21 世纪健康新概念,即健康不仅是没有疾病,而且包括躯体健康、心理健康、社会适应良好和道德健康。只有在躯体、心理、社会各层面之间保持相对平衡和良好的状态,才能称得上完全的健康。健康新观念已完成了由消极地治疗疾病向积极地预防疾病的转变,以及由生理健康向心理健康和社会适应的转变。这是对健康较为全面、科学、完整、系统的定义。1990 年,世界卫生组织将"道德品质"修改为"道德完善"。这说明,健康不仅涉及人的体能方面,也涉及人的精神方面。

健康是有层次的。不同情境所表现出来的健康水平有高有低。根据 WHO 提出的健康新概念,人的健康应包括以下四个层次:

(1)生理健康:机体组织结构完整,生理功能正常协调。

(2)心理健康:具有乐观的生活态度,情绪稳定,善于交往,富有同情心、责任心、自信心,人际关系和谐,有较强的社会适应能力和幸福感。

(3)道德健康:有辨别真伪、善恶、荣辱的是非观念,能按社会规范准则约束自己的行为。能为无私奉献的精神而快乐,能为损人利己的行为而懊丧。

(4)社会适应情况良好:能在不同时间、不同环境中适应各种角色。换句话说,就是能胜任各种角色,其心理和行为能适应变化的环境,能被周围人群和社会所接受。

💜 健康的决定因素 💜

现代"生物-心理-社会医学"模式将影响个人健康的因素概括为四大类,即生物学因素、环境因素、卫生服务因素以及行为与生活方式因素。

生物学因素 主要包括个体遗传因素以及病原微生物、寄生虫等致病因素。某些遗传的内在缺陷、变异、老化会导致人体发育畸形、代谢障碍、内分泌失调和免疫功能异常等。细菌、病毒等病原微生物会使人们感染传染病。

环境因素 包括自然环境和社会环境,人类许多健康问题与环境有关。日常生活中的水、空气、食物的污染,生产环境中的有毒和有害物质、噪声、白色垃圾,社会环境中的经济收入、文化教育、居住环境与条件、营养状况等对健康均有重要的影响。环境污染、人口剧增和贫困是当今严重威胁人类健康的三大社会问题。

卫生服务因素　主要包括医疗服务和卫生保健系统的水平与质量。卫生服务的范围、内容和质量直接关系到人的生、老、病、死及由此产生的一系列健康问题。

行为与生活方式因素　主要指人们自身的不良行为和不良生活方式给个人健康带来的直接或间接危害,如吸烟、吸毒、不合理饮食、缺少锻炼、精神紧张、生活不规律等均能损害人们的健康。

WHO 提出的健康 10 大标准

(1)精力充沛,能从容不迫地应付日常生活和工作压力而不感到过分紧张。

(2)处事乐观,态度积极,乐于承担责任,不挑剔。

(3)善于休息,睡眠良好。

(4)应变能力强,能适应外界环境的各种变化。

(5)对一般感冒和传染病有一定的抵抗力。

(6)体重适当,体态均匀,身体各部位比例协调。

(7)眼睛明亮,反应敏锐,眼睑不发炎。

(8)牙齿洁白,无缺损,无疼痛感,牙龈正常,无蛀牙。

(9)头发有光泽,少头屑。

(10)肌肤有光泽和弹性,走路轻松,有活力。

婴幼儿健康的标准

(1)生理遗传正常,无先天缺陷。

(2)食欲好,营养丰富。

(3)体质好,对疾病的抵抗能力强。

(4)白天活泼愉快,夜里睡得踏实。

(5)发育符合规律,如在一定时期长牙、说话,能进行适合年龄的活动以及学会某种动作等。个别儿童因遗传、环境和教育的不同,可能会出现一些差异,应全面分析,不必紧张、顾虑。

(6)体重增长适度。一般来说,半岁以内的孩子,平均每月增长 750 克,半岁到 1 岁平均每月增长 500 克。3 岁后由于身高增长加快,身体显得瘦了,这是正常现象。胖不一定代表健康,孩子长得过胖,也可能是一种病态,家长应该注意。

相关知识链接

婴幼儿存在的主要健康问题

中国儿童中心《儿童蓝皮书：中国儿童发展报告（2022）》指出，中国目前儿童营养问题仍以营养不足、超重肥胖、发育迟缓、贫血、过敏等情况为主。营养不足和超重肥胖对青少年的身心发展都有不利影响，其中超重肥胖问题更为普遍，更应引起重视。《中国儿童肥胖报告》指出，目前我国儿童超重肥胖率呈现上升趋势，超重率高于肥胖率，在没有采取有效干预措施的情况下，预计至 2030 年，0～7 岁儿童肥胖率将达到 6.0％，肥胖儿童数量将达到 664 万；7 岁及以上学龄儿童超重肥胖率将增至 28.0％，超重肥胖的儿童数将达到 4948 万。儿童肥胖往往会导致成年肥胖，而成年肥胖又会导致高血压、冠心病、糖尿病等疾病，成为未来不健康的"祸根"。根据国家卫生健康委《中国居民营养与慢性病状况报告（2020 年）》，我国 6～17 岁儿童青少年超重肥胖率高达 19％。在 2015 年，中国儿童肥胖人数就达到了世界第一。

随着社会发展和人类生存环境的改变，儿童疾病谱也发生了很大变化。随着传染性疾病的有效控制，出生缺陷、环境污染相关问题、发育障碍及行为问题不断增加，伤害、慢性非传染性疾病预防工作更加艰巨，需要将预防关口前移。

窒息因素、感染、出血性疾病、畸形及产科因素是新生儿死亡的主要原因；视力不良和近视问题、龋齿问题、身体素质下降、心理健康问题日益突出，儿童青少年吸烟和饮酒问题及生殖健康问题已成为当前中国儿童健康面临的新挑战。同时，新发和再发传染病的威胁依然存在，如耐药所致的结核感染、麻疹发病明显回升，新型传染病禽流感、手足口病和新型冠状病毒感染的流行增加了疾病防治的难度与负担。

第一章　健康发育

第一节　婴幼儿生长发育

婴幼儿与成人的主要不同特点是婴幼儿的身体处在不断生长发育过程中。生长是指婴幼儿各器官、系统和整个身体的长大,可以用测量的方法来判断婴幼儿的生长,是量的增加。发育是指细胞、组织、器官等功能的演进与成熟,是质的改变。生长和发育紧密相关,共同表示机体的动态变化,很难截然分开,可以说婴幼儿的生长发育是由量变到质变的复杂过程,有时发育也用来泛指一个器官或系统的生长发育。本节将小儿成长时序与父母关心的问题相结合,阐述了儿童的生长发育规律。

❤ 新生儿发育特点 ❤

自胎儿娩出、脐带结扎至出生后 28 天的宝宝叫新生儿,处于宫内环境改变到体外适应环境的阶段。新生儿期时间跨度只有四周,虽然时间不长,却是儿童发育的重要阶段。新手爸爸妈妈们要做功课了,了解宝宝新生儿期的生长发育特点,树立科学育儿理念,呵护宝宝的稚嫩生命,让新生宝宝健康成长。

体格生长　新生儿出生体重平均为 3.0 千克,出生身长平均为 50 厘米,出生时头围相对大,平均为 32～34 厘米。面部扁平,阔鼻,双颊丰满,眼睑略肿,腹部膨隆,胸廓饱满。四肢通常屈曲,两手握拳,腿弯曲,出生时有胎毛和胎脂覆盖。

感觉、运动发育　当新生儿哭时,整个身体会动,皮肤出现潮红,所有的活动都是全身的。唇、舌和面颊部的触觉已高度发育,对压力、冷、热有反应,对亮光和黑暗也会产生反应。但其眼球运动还不协调,只能聚焦眼前 15～20 厘米的物体,听见声音时,会增加活动和凝视。不过,刚出生的宝宝已经会拒绝苦味和酸味,而且已经能尝出药的味道了。把新生儿置于俯卧姿势,其便可抬头,做出爬行的样子。一些正常的生理反射,如吸吮反射、吞咽反射、咳嗽反射、打呵欠、打喷嚏、眨眼等,新生儿都已具备。

语言和适应性行为 新生儿不舒服时会哭,但无眼泪,喉部也可以发出声音,他会以哭声来表达自己的不适。

个人-社会发育 当对新生儿讲话或抱着他时,他会安静,并对视觉和听觉刺激有反应。新生儿一日能睡 20 小时左右,大约有 3 小时深睡不醒。

❤ 2 个月儿童发育特点 ❤

2 个月的宝宝脱离了新生儿期,逐渐适应自然环境,更加招人喜爱。

体格生长 这时的宝宝皮肤会变得光亮、白嫩,弹性增加,皮下脂肪增厚,胎毛、胎脂会减少,头形滚圆,哭闹时会有泪珠。

感觉、运动发育 这时宝宝的眼睛能够跟着物体在水平方向移动,能够转头寻找声源,出现保护性的眨眼反射。俯卧时能抬头片刻、自由地旋转头部,仰卧起坐时,头稍稍后仰。手指能自己展开合拢,能在胸前玩,能吸吮拇指。

语言和适应性行为 哭的声音越来越大,家长往往能从宝宝的哭声中区别各种原因。当处于喂养姿势时,便会出现吸吮动作。

个人-社会发育 逗引时,宝宝会微笑,发出"咕咕"声,对周围讲话的声音有不同的反应。对妈妈的依赖性增加,喜欢被抱着睡觉。

❤ 3 个月儿童发育特点 ❤

宝宝又长大了,眼睛看得远了,对声音也能做出反应了。更让人感到甜蜜的是,宝宝认识爸爸妈妈了。

体格生长 体重约 6 千克。宝宝眼睛变得有神,喜欢看自己的手,头眼的协调较好,注视、追视(眼睛追着一个物体看)、移视(眼睛由一个物体转向另一个物体)都已经较完善地发展起来。能辨别声音方向,听到悦耳声会微笑。皮肤细腻、有光泽、弹性好,脸部皮肤变得很干净,也有的宝宝会出现湿疹,需要及时到医院诊治。

感觉、运动发育 这时宝宝能有目的地抓物来取代握持反射,趴着可以抬起头,听到声音会把头转过去,在俯卧位时可以用肘支起前身,会把身体翻向侧面。家长可适当训练宝宝的运动功能,取支撑坐位时,使其背屈、两膝弯曲。

语言和适应性行为 宝宝笑的时候更多,在成人逗他时会发出"啊、哦、喔"的声音。不再紧紧握拳,而是经常半张着手,当手碰到东西时会紧紧抓住,常在胸前玩手或捏弄玩具,可以抓桌上或悬挂着的物体。高兴时将手和物体放入嘴里。两眼能随物从一边转到另一边(180°)迅速地看见物体,两眼视物协调,喂食物能张开嘴。

个人-社会发育　宝宝能忍受短时间喂奶的停顿。见到爸爸妈妈会很着急,伸出两手要爸爸妈妈抱。对发出的声音表示愉快,哭的时间减少,能拉扯衣服。

💗 4个月儿童发育特点 💗

4个月的宝宝外貌变漂亮,眼睛变大,像个活动的洋娃娃。

体格生长　与前3个月相比,这时宝宝身高体重的增长速度开始减慢。

感觉、运动发育　此时期可竖立抱宝宝,宝宝的腰已经能挺起来了。把两手放在宝宝腋下,让宝宝两脚站在妈妈的腿上,宝宝会一蹬一蹬地跳跃。维持坐位时,头竖直稳,俯卧位时,能抬头,肩胛成90°角,并向周围看。

语言和适应性行为　宝宝在这个时期已经可以大声笑、捧腹大笑,两眼长时间地注视物体及移动的东西,分辨眼前物体的形状以及鲜艳的颜色。眼手协调,伸出两手能抓住玩具。喜欢将头依于一侧,将两手放在一起并互相玩弄,当看见玩具时会表示高兴。眼及身体的动作协调。对声音有定向反应,和他讲话时,宝宝会发出"咕咕"及"咯咯"声,将手放入嘴里。宝宝还能倾听音乐。

个人-社会发育　宝宝可以整个晚上睡觉,人工喂养的宝宝看到奶瓶就想吃奶。对周围事情感兴趣,微笑,开始与别人玩,注意人的声音,能认出妈妈和熟悉的东西。

💗 5个月儿童发育特点 💗

5个月的宝宝开始长本事了,爸爸妈妈要小心意外事故的发生。

体格生长　5个月的宝宝身高平均增长2厘米,体重增长速度开始下降。

感觉、运动发育　可从仰卧翻转到俯卧,坐时背能竖直,在外力帮助下能直立。家长不要急于锻炼宝宝坐、站、跳等运动潜能,不然会对宝宝骨骼发育和关节稳定造成负面影响。

语言和适应性行为　宝宝能在手所能及的范围内抓住物体,但不够精确。宝宝会将物体放入嘴里,在浴盆里洗澡,能注视掉落的玩具,可以发出高兴或不高兴的声音,咿呀学语,自言自语,喜欢玩脚趾。

个人-社会发育　宝宝能从众人中辨认出爸爸妈妈,害怕陌生人。

💗 6个月儿童发育特点 💗

6个月的宝宝喜欢用嘴啃脚丫,躺着时也会把脚丫抱到嘴上,妈妈喂奶时也会抱着小脚丫。

体格生长 体重增加 0.3～0.5 千克,身长约增加 1.3 厘米,长出下切牙。

感觉、运动发育 宝宝可以较长时间注视一个物体,物体靠近会有眼球内聚及缩瞳反应。能坐一会儿,俯卧位时,手臂伸直,用手支持身体重量,胸及上腹部能离开床面或桌面,坐下之前能将头抬起,除能仰卧翻身外,还能俯卧翻身,站立时能负身体大部分重量,能从坐位被拉起,仰卧时会将脚放入嘴里,会用手抓物体,在坐位时能朝后退。

语言和适应性行为 这时宝宝可以自己捧奶瓶。如果手里有玩具,当给他另一个玩具时,会扔掉手中的玩具而取另一个,也可以拾起扔下的玩具。开始选择喜欢的食物,挑逗时会哭会笑,乱打乱闹。用匙羹猛敲桌子,独自高兴地玩摇摆物体。咿呀学语,能讲清楚某些音节,将物体从一只手传到另一只手。

个人-社会发育 当有人进入房间时,宝宝能注视,知道是否是陌生人,开始有怕羞、大笑的情绪。若让宝宝独处或拿走他的小玩具,则他会表示反抗。

💗 7 个月儿童发育特点 💗

7 个月的宝宝已经能用各种独特的方式和爸爸妈妈及周围人进行交流了。有的宝宝会独坐了,手眼协调能力有很大进步。

体格生长 长出上切牙。

感觉、运动发育 转向俯卧位时,用一只手能支撑身体的重量;扶立时,臀和膝关节略为弯曲,做蹬跳动作;能稳稳握住杯子,会咀嚼固体食物,会伸出手取物,能维持相当长时间的靠坐。

语言和适应性行为 宝宝能很熟练地将东西从一只手传到另一只手,用眼睛、嘴及手观察接触物体,如抓、感触、吃、看、拉、转动、传递、敲击物体等。发出欢叫声、尖叫声,发出"嗒""爸"的声音。能自己吃小甜饼,给第 2 块积木时,不扔掉第 1 块积木,当哭叫时发出"m、m、m"的声音,有目的地移动身体,抓取他想要而够不到的东西。

个人-社会发育 在表演新的游戏或技能时高兴,对自己的东西很关心,能单独玩一段时间玩具,对镜子中的人像微笑,叫名字有反应,对陌生人不太关注,很容易由哭转笑。

💗 8 个月儿童发育特点 💗

8 个月宝宝的活动能力更强了,能坐得很稳,会在床上打滚,有了更丰富的情感。

体格生长　上颌长出旁切牙,能自己坐稳。

　　感觉、运动发育　宝宝两只手都能握住玩具,扶立时两足能负重。用拇指与其他手指取物,手、眼协调完善,握物的技能熟练,可握物相当长的时间,开始爬行或站立。会判断距离,知道大小、形状和位置的不同。

　　语言和适应性行为　此时期,宝宝可模仿别人的声音,在别人帮助下进食,能取到手不能及的玩具,能寻找掉落的玩具,说出两个音节"da、da、ba、ba",能自己从俯卧位坐起。

　　个人-社会发育　宝宝对"不、不"和不愉快的声音有反应,表现出对家庭成员的喜爱,对陌生人表现出各种行为,如怕羞、转过身、垂头、大哭、尖叫,拒绝玩或接受玩具,情绪不稳定,表现忧虑。喜欢玩躲猫猫游戏。

9 个月儿童发育特点

　　9 个月的宝宝开始喜欢小朋友,看到小朋友会高兴得小脚乱蹬。有的孩子见什么人都笑,有的孩子则更加认生。

　　体格生长　下颌长出旁切牙。

　　感觉、运动发育　此时期的宝宝可以拉住站立,扶住固定物体,能够自己坐下,腹部着地爬行或用手和膝爬行,坐着时身向前倾斜,以获得平衡,能用拇指、食指拾起小物体。

　　语言和适应性行为　宝宝可以将两个玩具互相敲击,喜欢重复做一个动作和讲一个单词,握住奶瓶,手、嘴动作协调,表现出偏爱用一只手,以声音来表示要东西,喜欢将东西放在杯子中或盒子里,取出后再重复放入。

　　个人-社会发育　宝宝喜欢照镜子,会挥手再见,玩拍手游戏;从他处拿走东西时,会有强烈的反抗;会伸出手臂放在脸的前面,以阻止爸爸妈妈给他洗脸;批评他时会哭。

10 个月儿童发育特点

　　体格生长　流涎和做怪脸的次数减少。

　　感觉、运动发育　躯体、手臂、手、下肢、脚和手指的活动变得协调,能从坐位到俯卧位和从俯卧位到坐位,用拇指及食指戳、试探、扯拉物体。开始将手中握住的东西放掉,坐时不会失去平衡,能左右摇摆和转身,扶家具站立稳定,已经可以爬上扶梯台阶。

　　语言和适应性行为　宝宝能比较两个物体,还能有目的地说出"妈妈""爸爸"。较熟练地自己吃小甜饼,对手指、脚趾及视觉的兴趣增加,能区别物体的细小部分。可以捧住自己的奶瓶,两手同时拿着物体,能伸手配合穿衣,伸脚配合穿袜、穿鞋。

个人-社会发育 伸出手将玩具交给别人,但不肯放手,拉爸爸妈妈的衣服,以引起注意,轻拍和摇动布娃娃,对新的交往感兴趣,能模仿手势。面部有表情,喊他的名字时会转头,能单独一人玩,时间长达 1 个小时。喜爱周围的人,见到陌生人仍怕羞,除睡觉外,不喜欢躺下,喜欢重复的游戏,如"再见"、拍手和躲猫猫游戏。

💜 11 个月儿童发育特点 💜

感觉、运动发育 11 个月宝宝的指动作更精细,扶立时两足交替起步,扶着墙等时两脚能行走,可单独站立片刻。

语言和适应性行为 此时期宝宝吃饭时想拿匙、拨弄食物,把物体从容器中拿出、放进,对书中简单的图画感兴趣,能理解一些词句并说"不、不"。

个人-社会发育 宝宝显示出更大的独立性,不喜欢大人搀扶或抱着,故意把东西扔掉又捡起,把球滚向别人,在游戏中自己拿玩具,并把玩具给别人,重复别人笑话的动作,不喜欢独处,特别是在床上。

💜 1 岁儿童发育特点 💜

体格生长 体重约达出生时的 3 倍(9 千克),身长约 75 厘米。

感觉、运动发育 眼、手、身体协调,可以正确地接和丢东西,扶着一只手时能走,不要别人帮助能从站立的位置坐下,能坐着转身,用手指拿东西,吃得很好,用勺吃东西时需要帮助。

语言和适应性行为 除了"爸爸""妈妈"外,还会说 2~3 个字的词,能找到藏起来的玩具,有一些记忆;懂得"小狗在哪里?",用蜡笔在纸上乱涂,能把木栓插入圆孔中,对音乐有反应,并喜欢有节奏的音乐,用隐语表达愿望,在别人帮助下用杯喝水。

个人-社会发育 此时期的宝宝能玩简单的游戏,惊讶时发笑,以哭引人注意,准确地表示愤怒、害怕、嫉妒、焦急、同情、倔强。当众炫耀自己,听从劝阻,按请求给玩具。

💜 15 个月儿童发育特点 💜

体格生长 10~16 个月时,宝宝开始长出上下第一乳磨牙。

感觉、运动发育 此时期的宝宝两脚分得较开,小步独走、独站。能爬台阶,一手扶着能下台阶。手指握杯,但握得不稳,有倾斜,常常把杯子里的东西泼出。握匙取菜,匙中不能装满东西,到达口时东西掉落。能叠两块方木,站立扔东西,或拐弯时会失去平衡。

语言和适应性行为　宝宝的词汇中包含几个字,其中包括名字,不断地说含糊的隐语,会脱鞋,打开盒子,能在柜子里或橱里找东西,用手指和东西戳洞,会翻书,但常常一次翻几页,已经能记住不在眼前的物体。

个人-社会发育　轻拍书中的图画,会说"请"和"谢谢",会指出或说出要的东西,当弄湿或弄脏自己时会指出,在遭到拒绝或玩的时候,会扔东西、发脾气、不服从,注意力容易分散。

💗 1 岁半儿童发育特点 💗

体格生长　1 岁半宝宝有 12 颗牙齿,能控制大便,白天能控制小便,萌出上下尖牙。

感觉、运动发育　能倒退走,扶着栏杆能一级一级上台阶,向后爬或臀部着地快速下台阶,能自己吃,推动椅子,自己坐下。能用力掷球,会跑,很少摔倒,会牵拉玩具行走。叠 3～4 块方木,自发地用力乱涂,会用杯子,而泼出很少的水,匙用得较好,会揩抹任何湿软的东西。

语言和适应性行为　会脱手套、袜子,拉开衣服的拉链,会按要求指出鼻子、眼睛、头发,叫出一些东西的名称,指出方向,如"在椅子上"。注意力集中时间很短,不断地从一处转移到另一处;探索他所遇到的每件事,有目的地说再见,喜欢把东西集中在一起,常常一次拿很多东西。

个人-社会发育　对陌生人表示新奇,受挫折时常常发脾气,拿着并且抱紧布娃娃,对选择玩具有偏爱,模仿爸爸妈妈做家务,如扫地,吃饭时走来走去。醒着躺在床上,东看西看,吮拇指习惯达到高峰,喜欢单独玩或欣赏别人的游戏活动,会依附安全的东西,如毯子。仍然自我注意,对常规的改变和所有的突然变迁表示反对。

💗 2 岁儿童发育特点 💗

体格生长　2 岁宝宝体重约 12 千克,身高约 85 厘米,牙齿约 16 颗,20～30个月长出第二乳磨牙。

感觉、运动发育　步态稳,能走或跑,可以躲开障碍物,能区分远处与近处的东西。能从地上拾起东西不掉落;下蹲容易,会踢球,单独上下楼梯,叠 6～7块积木,一只手拿小杯子喝水喝得很好,匙用得好,溅落很少,会穿串珠。用蜡笔模仿画垂直线和圆,喜欢大运动的活动,如跑、跳、爬、跳舞、拍手。会推椅子,爬上去拿东西,开始知道自己的能力有限。

语言和适应性行为 说话具有音调,不说隐语,说 3 个字的句子,能说代词,迅速说出熟悉物体的名称,说自己的名字,能说动词,开始唱单调的歌,执行 4 个命令。能穿一件简单的外套。正确指出 10 张图片中的 7 张,一页一页地翻书,转动门把手,打开盖子。能重复说一件事,洗手并擦干,将积木一块块排列成火车,试用剪刀剪东西,喜欢猜简单的谜语,操作卡车载玩具的游戏,注意力集中时间延长,记忆力加强,能掌握 300 字的词汇量。

个人-社会发育 此时期宝宝与父母有分离恐惧感,爱表现自己,对自己的独立性和完成一些技能感到骄傲,拉人去看东西,大小便时能叫;白天醒时能坐便盆,很少需要别人帮助,不能区分正确与错误,不愿把东西分给别人,只知道是"我的",学着把玩具收拾好,喜欢听故事、看动画片,游戏时模仿父母的动作,喜欢大运动的游戏,喜欢看电视。

💙 2.5 岁儿童发育特点 💙

体格生长 2.5 岁宝宝有 20 颗乳牙。

感觉、运动发育 此时期宝宝会跳,能用足尖走路,独脚站立,叠 8 块方木,能拿铅笔,但不是握成拳状,临摹画垂直线和水平线,喜欢儿童汽车,扔大皮球达 1 米左右。

语言和适应性行为 会重复 2 个数字,开始知道颜色。

个人-社会发育 仍旧会发脾气,男孩喜欢玩弄生殖器,知道自己的全名。

💙 3 岁儿童发育特点 💙

体格生长 3 岁宝宝身高约 95 厘米,体重约 14 千克,生长速度减慢,多数宝宝晚上能控制大小便。

感觉、运动发育 此时期,宝宝视觉比较敏锐,喜欢观察,会骑三轮儿童车,两脚交替上下楼梯,从平地跳上台阶,会用水壶倒水,把木栓敲打进栓孔,叠 9~10 块积木,想要画图并能说出图画的名称;临摹画图,帮助擦盘子,打扫房间,摆桌子,自己吃饭吃得很好,自己刷牙,动作迅速、敏捷。

语言和适应性行为 有 900 字的词汇量,会说句子,常常自言自语,说话流利、自信,说话时用复数,唱简单的歌,知道一些儿童的诗歌,能重复 3 位数,喜欢色彩,有时间概念,知道"今天"的意思。在别人帮助下穿衣服,自己能脱衣服,解开旁边或前面的纽扣,上厕所只需略予帮助,想象力丰富;模仿图画书中的动作,喜欢做玩具物品中的精细动作,能将几何图形的木块放入相应的框框内;喜欢对称,能注意到遗漏的部分或损坏的物体,并要求家长装配上去,不断提问题,如"为什么?""这是做什么?""有什么用处?",要知道其结果。留意别人的想法、感受,并能自己表达。

个人-社会发育 此时期宝宝知道自己的性别及性的差异,能和别人一起玩简单的游戏。玩"做家长"游戏,把玩具分给别人,知道等待轮流,但常常没有耐心。知道家里人的名字,害怕黑暗和动物,兄弟姐妹之间会比赛和产生嫉妒,会整理玩具,自己上床睡觉,比较讲道理,喜欢同别人交换东西,大吵大闹和发脾气已不常见,持续时间短,会讨好家长,友好,有幽默感。

❤ 4 岁儿童发育特点 ❤

体格生长 此时期宝宝的身高为出生时的 2 倍,身高为 95～100 厘米,体重约 16 千克。

感觉、运动发育 此时的宝宝可以手举过肩扔球,跳跃动作不灵活,能单足跳,临摹正方形,会剪图片,能跳远,走独木桥,欣赏杂技表演及粗略的手势表示,会扣衣服纽扣,区分前后面。

语言和适应性行为 此时期宝宝有 1500 个或更多的词汇量,空间概念差,能说出一种以上的颜色,能数到 3 以上或 4 以上,知道两条线中哪一条长,能连续重复几个数字,在室外为别人做一些小的事情,如买东西,能发现相同点。概念开始形成,提问题最多,爱探索,开始按顺序思考问题,与人友好相处,能做粗略的比较,画人时会画头、四肢,还可能会画双眼,喜欢新的活动,不喜欢重复熟悉的活动,能按图画及文字表演,先画 1 幅画,然后给它起名字(常常起 1 个以上的名字)。

个人-社会发育 宝宝会闲谈,不能很好地区分事实与虚构,在外面能讲家里的事,喜欢与比他年龄较大的小朋友一起玩,主要玩有想象力的游戏,且玩的时间较长,在体力及语言方面表现出侵犯性、自私、不耐烦、骄傲、霸道、武断,用双关语、说笑话、扮小丑来吸引别人注意;会讲较长的故事,在个人生活习惯方面相对依赖,自己会找借口,会对自己和别人做表面评价,喜欢玩惊奇的游戏,尤其是和成人玩,喜欢看电视,特别是动画片和广告节目。

❤ 5 岁儿童发育特点 ❤

体格生长 5 岁宝宝身高约 105 厘米,体重约 18 千克。

感觉、运动发育 宝宝会跳绳、溜冰,会跑着做游戏,如抢球,从 3 级或 4 级台阶上跳下,会拿榔头钉钉子,能把玩具摆整齐,两脚交替跳绳,歌唱得较好,显示出对洗碗有兴趣并能胜任,在音乐伴奏下舞跳得好。喜爱爬树。

语言和适应性行为 宝宝会临摹三角形,会抄写自己的名字,还可能会写别的字,会把纸对角折。有 2000 个以上的词汇量,能重复 10 个或 10 个以上音节的句子,至少能说出 4 种颜色;要求对一些事作出定义,能说出一周有几日,能判断两件物品中哪一件重,会数 1～10,做 5 之内的加法,对自己应做的事所需的督促较以前减少,想象力较以前差,对真实细节的事情感兴趣,探索自然现象和社会真相,画一个从头到脚各部分都完整的人,开始理解昨天和明天的含义,能先思考然后把图画在纸上,提问比以前减少,但提出的问题较有意义。回答切题,根据用途给物体下定义,如球是扔的,自行车是骑的。开始对物品进行归类,记忆力准确惊人。

个人-社会发育 此时期宝宝会说谎,对家庭人员的关系感兴趣,如舅舅是妈妈的兄弟,喜欢与别人交往和上幼儿园,不喜欢完不成任务,喜欢完成他开始做的事情,继续玩前一日玩的内容,在游戏中扮演熟悉的真实人物,如医师、消防队员、邮递员、警察,在家可帮助做事,甚至照顾年幼的弟弟或妹妹,如果迷路而不能回家能保持平静,说出自己的姓名、地址,照顾自己直到父母来领。开始懂礼貌、大方、友好,与 2～5 名小朋友一起玩,喜欢玩"乔装打扮"的游戏,具有自信、相信别人、顺从别人的品质,知道钱的重要性,但不是钱本身,而是钱能买他想买的东西。

❤ 6 岁儿童发育特点 ❤

体格生长 6 岁宝宝身高为 110 厘米左右,体重为 20 千克左右,上中切牙脱落;萌出 6 龄牙,食欲好,睡眠不到 12 小时,经常患上呼吸道感染。

感觉、运动发育 身体平衡及控制有改善,但仍有轻度手脚不灵活,粗心及不安静,做大量体力活动的游戏,能熟练地用蜡笔、铅笔、剪刀、尺、胶水。

语言和适应性行为 宝宝能区分早晨和下午,知道一年四季的名称,已经形成死亡的概念,参加具有幻想的游戏活动或其他非常动人的事情,理解左和右,有 2500 字的词汇量,能读简单的句子,并能拼出字,能写字母和数字,以 1、5、10 来计数。

个人-社会发育 这时宝宝喜欢听别人读或讲故事,害怕鬼、雷鸣、大动物和藏在床下的人,常见紧张性行为,如踮脚走、咬指甲,略加帮助就能洗澡、穿衣,仍常见泼洒牛奶及吃饭时发生的意外事情,对性的区别感兴趣,喜欢宝宝,游戏时不能输,会用欺骗手段取胜,会聊天、指挥、打架,课堂注意力集中时间短;长时间坐有困难,喜欢看电视。

1 岁内儿童体重和身长的测量

体重的测量 足月新生儿的平均体重为 3 千克。几乎每个新生儿在出生后的最初 2～3 天,都会出现生理性体重下降,一般在生后 3～4 天降至最低点,下降幅度不超过出生体重的 10％。以后,随着吃奶量的增加,体重逐渐增加,大多在生后第 7～10 天,体重可恢复到出生时水平。到满月时,新生儿体重能增加 1000～1500 克。

可用以下方法测量宝宝体重:①先用小被单将孩子兜住,用秤称重,然后减去小被单及包括尿布在内的一切衣物重量,即为宝宝体重。②家长抱着宝宝站在磅秤上称体重,减去大人的体重,即为宝宝体重。

测体重前最好空腹,排去大小便,尽量把宝宝的衣裤、鞋帽、尿布等脱去,仅穿单衣裤;所测得的数据应减去宝宝所穿的衣物及尿布的重量。

身长的测量 在生后 30 天,宝宝身体可长高 5 厘米左右。在生后头 3 个月,身长平均每月增加 3.5～4 厘米。

测量前先脱去孩子的鞋、袜、帽及尿布。可让宝宝躺在桌上或木板床上,在桌面或床沿贴上一软尺。在宝宝的头顶和足底分别放上两块硬纸板,用左手按直宝宝的双膝部,使两下肢伸直、并拢并紧贴底板,读取头板内侧至足板内侧的长度,即为宝宝的身长。

影响体格生长的因素

小儿体格生长的状况,包括生长速度、发育水平及各种指标的大小,受到内在因素与外界环境的影响,是两者相互作用的结果。

遗传因素 细胞染色体所载的基因是决定遗传物质的基础,决定着每个小儿个体发育的特点。种族、民族、家族的影响很深,如西方人大多比东方人身材高大。父母亲的体型、皮肤、脸型特征、性成熟的时间等均制约着儿童的生长。在异常情况下,代谢缺陷病、内分泌障碍及一些先天畸形更与遗传有直接关系。男女性别也影响生长的速度和限度。除青春前期外,女孩的平均身高和体重均低于男孩。内分泌在小儿整个生长发育过程中的调节及男女性别体格生长的差异上,起重要作用。但通过外界环境的改善,也可以促使儿童向良好的方向发展,经过若干年后将获得良好的体格发育特征,又遗传给下一代。另外,也有报道称,生活环境的污染可以引起遗传基因的突变,导致各种遗传病的发生,而影响体格的生长。

环境因素 ①营养:人体必需的营养素是小儿体格生长的物质基础。子宫内营养不良儿,不仅出生体重低,且脑的发育也可受影响。出生后的营养不良儿,体格生长的指标也显示低下。因此,注意孕母的营养,为小儿安排合理的喂养方法与食物,提供量足且比例合适的营养,是保证其体格生长及维持其正常生理活动的重要条件。②疾病:疾病对小儿体格生长的阻碍作用十分明显。急性感染常引起体重减轻,慢性疾病则同时影响身高与体重的增长。内分泌疾病对生长发育影响更突出,如垂体性侏儒症、克汀病等。某些直接作用于骨骼发育的疾病,如佝偻病、软骨发育不全等都会妨碍身体的增长。③母亲的情况:母亲在妊娠期间的生活环境、营养、疾病、情绪、接受 X 线照射、药物等各方面的因素都会影响胎儿的宫内发育,有的甚至导致畸形或先天性疾患。如母孕期感染风疹病毒与胎儿发生多种先天畸形有关,孕早期维生素缺乏可引起胎儿神经管畸形等。母亲哺乳期良好的营养与情绪、充足的母乳喂养等会促进婴儿的身心发育。④生活环境:良好的居住环境,如阳光充足、空气新鲜、水源清洁、无噪音,不仅能提供全面完善的医疗保健服务,还会促进小儿的生长发育,为小儿安排有规律的生活制度。配合良好的护理与教养,以及符合年龄特点的体格锻炼,如各种形式的体操、跑步、游泳等,更能促使体格生长达到最佳状态。

第二节　营养与合理膳食

　　婴幼儿每日营养素的需求量与成人不同,婴幼儿对部分营养素的需求量相对较高,同时婴幼儿体内营养素的储备量相对较小,适应能力也差,一旦某些营养素摄入量不足或者消化功能紊乱,短时间内就可以明显影响发育的进程。本章节具体介绍婴幼儿所需的营养素及需求量,家长朋友们可以作为参考。

　　母乳喂养　母乳是宝宝最好的食物,母乳中的营养最符合宝宝的生长需求。同时,宝宝可以从母乳中获得更多的抗体,能够更健康成长。母乳是促进婴儿生长发育的最佳食物,母乳喂养对于个人、家庭乃至社会都意义深远。2000 年,世界卫生组织及联合国儿童基金会倡导,出生后 6 个月内进行纯母乳喂养是促进婴儿生长发育的最佳喂养方式;母乳中含有丰富的营养成分,能够满足婴幼儿成长所需,在蛋白成分方面,母乳中的乳清蛋白和酪蛋白之比为6：4,且母乳中还含有大量的脂肪酶,脂肪颗粒较小,因此更有利于吸收和消化。另外,母乳中还含有乙型乳糖等糖类,能够加快双歧杆菌生长,从而抑制和阻碍大肠杆菌的产生。因此,通过母乳喂养可大幅度降低婴儿发生营养不良的概率。在营养含量方面,虽然牛乳高于母乳,但母乳的吸收率却远远高于牛乳,且母乳中的钙磷比例相对适中,更加有助于婴儿的消化和吸收。母乳也能够为婴幼儿成长提供必备的免疫成分如双歧因子细胞、溶菌酶、乳铁蛋白、补体等，可大幅度提升婴幼儿抵抗各种病原微生物的能力。另外，母乳中的维生素含量也比较丰富，能够充分满足婴幼儿成长所需，提升其抗病能力。通过母乳喂养，能够增进母子之间的感情，且具备卫生、方便、经济、实惠的特点。

辅食添加方法　一般在婴儿4～6个月时开始添加辅食，这时婴儿的胃肠道功能还不是很完善，因此，辅食要尽可能的简单、易消化。一开始，给婴儿添加的辅食应为易于吸收、能满足婴儿的生长需要、不易产生过敏的食物。在婴儿4个月时，应尝试添加泥状食物，即使乳量充足，仍应添加，以补充能量，并促进其咀嚼吞咽功能的发育。婴儿5～6个月时易缺铁，在添加谷类食物时应首选强化铁的米粉。米粉易于消化吸收，且一般不会引起过敏。给小儿添加的食物应少盐和避免添加调味品，食物应新鲜，最好现做，注意卫生。食品添加的原则为由少到多，由稀到稠，由细到粗，由一种到多种。食品添加顺序为4～6个月起添加米粉，特别是应添加强化铁的米粉，其次引入的食物为根块茎蔬菜、水果，以补充维生素、矿物质等营养素。7～8个月后逐渐引入动物性食物，如鱼类、蛋类、肉类、豆制品。

添加辅食应特别注意，如遇宝宝生病应延缓添加辅食。另外，有的人可能会选择将蒸鸡蛋羹作为宝宝首次添加的辅食，因为他们认为鸡蛋营养丰富，但请大家注意，小月龄的宝宝只能选择蛋黄，因为蛋白不易消化，蛋白和蛋黄都具有一定的致敏源，尤其是给小月龄宝宝吃蛋白容易造成积食或过敏。因此，并不推荐将鸡蛋黄作为宝宝的第一辅食，可以在宝宝适应了果泥和蔬菜泥后再添加鸡蛋黄。在添加辅食时，如果宝宝出现腹泻、过敏等表现，应立即停止添加，找出原因，待症状缓解后再添加；在添加辅食时，切勿将辅食加在奶中喂食，以免影响宝宝味觉功能的发育。在乳牙萌出时，要适当给儿童进食较粗和较硬的食品，如磨牙棒等，以促进牙齿的发育；注意培养儿童良好的饮食习惯，切忌强迫进食，或边玩边吃，长时间下去，会降低儿童对食物味觉的敏感和饥饱能力的自我调控。强迫进食可引起儿童厌食或者增加小儿肥胖的趋势。注意培养儿童进食行为与技巧。许多进食行为是靠学习获得的，满4个月起要学习用小勺进食泥状食物，如米糊，5个月左右要学会用杯饮，6～7个月可接受切细的软食，8～10个月可咀嚼各种煮软的蔬菜、切细的肉类，9～10个月可让儿童积极参与进食过程，由被动进食到主动进食。综上，添加辅食应及时、充分、安全、正确，辅食品种要多样。合理的辅食添加对儿童的生长发育至关重要，可通过最佳的辅食添加与喂养，改善儿童的营养状况。

💗 水——必不可少的物质 💗

水是人体细胞和组织的重要组成成分,可以帮助人体完成生理及代谢活动。另外,水又是人体内部的润滑剂,且有调节体温等作用。一个健康成年人身体的水分含量占其体重的50%～60%,0～6个月的婴儿可达80%。随着年龄增长,机体含水量会逐渐减少,12岁儿童会逐渐达到成年人水平。由于婴幼儿皮肤黏膜尚未发育成熟,水分流失速度快,所以需重视保持婴幼儿体内水分的正确含有量。

影响婴幼儿水需求量的因素有多种。首先,不同气候、地域、环境温度和湿度条件下,个体对水分的需求量不同;其次,个体因素如运动量、膳食结构不同,水分需求量也会不同。水分摄入不足和过量均会对婴幼儿造成一定危害。水分摄入不足时可造成水和电解质代谢紊乱,婴幼儿表现为腹泻、呕吐、高温高湿环境下脱水等,长期脱水甚至会造成慢性肾病,危害巨大。水分摄入过量时可导致急性水中毒及低钠血症,甚至造成肾病、肝病、心力衰竭等。

不同年龄的儿童每天对水分的需求量可以根据年龄和体重来计算,处于哺乳期的婴幼儿,补水量应等于需水量减去喂奶量。据研究,中国0～6个月的婴幼儿适宜水分摄入量为0.7升/天、6个月至1岁为0.9升/天、1～2岁为1.3升/天、2～4岁为1.3升/天、4～9岁为1.3升/天、9～14岁为1.8～2.3升/天。以上数值包括食物中的水分,另外,如果气温高、运动量大的话,应适当增加饮水量。

💗 蛋白质——构成生命的基础 💗

蛋白质是构成生命体的基础物质,人体的各个组织都是由蛋白质构成的,如肌肉、心、肝、肾等器官含大量蛋白质,头发、指甲、骨骼和牙齿中也含有各种类型的蛋白质。因此,蛋白质对婴幼儿的生长发育具有重要作用。例如,蛋白质构成体内各种重要的生理活性物质,在人体中催化成千上亿次化学反应的物质——酶是蛋白质;帮助我们抵御各种疾病、杀灭病原微生物的物质——抗体是蛋白质;在体内调节我们生长发育和众多生理机能的一些激素是蛋白质;维持我们机体体液与电解质平衡的物质主要是蛋白质;维持机体的酸碱平衡主要靠蛋白质;肌肉的运动要靠蛋白质;我们需要的生命气体——氧,要靠蛋白质运输;就连看这段文字的过程也需要视觉系统中的蛋白质来完成。

食物中的蛋白质必须经消化分解成氨基酸才能被人体吸收利用,因此,食物蛋白质的质和量、各种氨基酸的比例,关系到人体蛋白质合成的量,尤其是婴幼儿的生长发育,与膳食中蛋白质的质和量关系密切。氨基酸在营养学上分为必需氨基酸和非必需氨基酸。必需氨基酸指的是人体自身不能合成或合成速度不能满足人体需要,必须从食物中摄取的氨基酸。对成人来说,必需氨基酸共有八种,即赖氨酸、色氨酸、苯丙氨酸、蛋氨酸、苏氨酸、异亮氨酸、亮氨酸、缬氨酸,对婴儿来说,必需氨基酸还包括组氨酸。能在体内合成而作为营养源,不需要从外部补充的氨基酸称为非必需氨基酸,包括甘氨酸、丙氨酸、脯氨酸、酪氨酸、丝氨酸、半胱氨酸、天冬酰胺、谷氨酰胺、天冬氨酸、谷氨酸。

营养学根据食物蛋白质所含氨基酸的种类和数量将食物蛋白质分成三类:①完全蛋白质:一类优质蛋白质,所含的必需氨基酸种类齐全,数量充足,比例适当。这一类蛋白质不但可以维持人体健康,还可以促进生长发育。奶、蛋、鱼、肉中的蛋白质都属于完全蛋白质。②半完全蛋白质:虽然所含氨基酸的种类齐全,但其中某些氨基酸的数量不能满足人体的需要。它们可以维持生命,但不能促进生长发育。例如,小麦中的麦胶蛋白便是半完全蛋白质,含赖氨酸很少。食物中所含氨基酸与人体所需氨基酸相比,有差距的某一种或某几种氨基酸叫作限制氨基酸。谷类蛋白质中赖氨酸含量多半较少,所以,它们的限制氨基酸是赖氨酸。③不完全蛋白质:不能提供人体所需的全部必需氨基酸,单纯靠它们既不能促进生长发育,也不能维持生命。例如,肉皮中的胶原蛋白便是不完全蛋白质。

婴幼儿生长发育迅速,所需蛋白质含量也相对较多,如果婴幼儿长期缺乏蛋白质,容易造成生长发育迟缓、体重过轻、抵抗力下降、病后恢复慢,甚至可能影响大脑发育;但过多的蛋白可能增加肾脏负担。按体重计算,新生儿期蛋白质需求量最高,之后随年龄增长逐步下降。1岁以内的婴儿,如果是母乳喂养,每日每千克体重需要蛋白质1.5克,人工喂养每日每千克体重需要蛋白质3克,完全植物蛋白质喂养每日每千克体重需要蛋白质4克;1岁以后,蛋白质的供应量逐渐减少,1～2岁、2～3岁幼儿的蛋白质每日推荐摄入量分别为35克和40克。1～3岁的幼儿,不仅蛋白质的需要量比成人多,而且质量要求也比成人高。幼儿膳食中应保证有一定数量的完全蛋白质(完全蛋白质也称优质蛋白质,所含必需氨基酸种类齐全、数量充足、比例适当),完全蛋白质的摄入量应占蛋白质总摄入量的50%,即1～2岁幼儿每日需要完全蛋白质17.5克,2～3岁幼儿每日需要完全蛋白质20克。

💗 脂肪——人体的必需品 💗

脂肪属于脂类或者脂质,是人体细胞的重要组成成分,不仅能在肠道中促进维生素 A、维生素 D、维生素 E、维生素 K 等的吸收,还能帮助机体储存能量和供给热量,并具有保暖和保护器官的作用。富含脂肪的食物能增进食欲和提供必需脂肪酸。婴幼儿脂肪摄入不足,容易导致体重下降、皮肤干燥,还可能诱发脂溶性维生素缺乏症;但是摄入过多脂肪容易导致小儿肥胖和消化吸收不良。对于婴幼儿来说,脂肪最重要的生理功能是提供大脑和视网膜发育所必需的脂肪酸,如 α-亚麻酸和亚油酸。α-亚麻酸的衍生物二十二碳六烯酸(docosa-hexaenoic acid,DHA),属于 α-3 多不饱和脂肪酸,与 DHA 相类似的多不饱和脂肪酸还有花生四烯酸(arachidonic acid,ARA)等。DHA 和 ARA 是膜磷脂的重要脂肪酸,也是脑和神经组织以及视网膜中含量最高的脂肪酸。婴幼儿正处于大脑发育关键期,对 DHA 有特别需要。如果婴幼儿摄入 DHA 不足,大脑发育和视网膜功能发育可能会受到影响,因此需要及时足量补充 DHA。婴儿补充 α-亚麻酸和亚油酸的首选食物是母乳,尤其是初乳中的 DHA 含量非常高。

婴儿每天每千克体重约需脂肪 4 克,年龄越小需求量越大,第一、第二个月可高达 6～7 克,6 个月后降至 4 克。特别是对必需脂肪酸(α-亚麻酸和亚油酸)的需求量较多,一般不应低于总能量的 1%,最适宜量是 7%～8%。1 岁以后宝宝会逐渐脱去"婴儿肥",进入幼儿阶段,父母会突然感觉宝宝变瘦了,其实并不是营养吸收出现问题,而是宝宝身体吸收结构在进行调整,重点是由脂肪和碳水化合物为主的饮食结构转向各种营养素均衡摄取的饮食结构,是人类机体调整的正常过程,父母并不需要为此担心。1～3 岁的宝宝每天需要摄入 30～40 克脂肪,可以从乳制品、食用油、肉类、鱼类、蛋黄、鱼肝油、花生、芝麻、核桃中获取。平日所获取的大量脂肪主要还是靠肉类补充,父母可以给宝宝食用一些猪肉、牛肉、羊肉的肉末,但一定要注意摄取适度。

糖类——能量的主要来源

糖类主要以葡萄糖、糖原和含糖复合物三种形式存在于人体内。食物中的碳水化合物是人体能量的主要来源。碳水化合物还具有调节细胞活动的重要功能,主要的存在形式是糖脂、糖蛋白和蛋白多糖,如大脑和神经组织里有大量的糖脂,糖蛋白是细胞膜的成分之一。如果婴幼儿摄入的糖类不足,那么身体消耗的能量就需要更多的蛋白质和脂肪来提供,会导致体重下降,甚至营养不良。如果孩子吃过多的精制糖,会诱发龋齿、肥胖等。

6 个月以内的婴儿,碳水化合物摄取主要来自母乳、牛奶或者配方奶。母乳中的碳水化合物主要以乳糖为主,此外还有少量葡萄糖、半乳糖和低聚糖等。6 个月以内的婴儿不建议添加额外的高碳水化合物的食物,易导致消化功能紊乱。即使 6 个月后添加辅食,也应遵循少量、单次、循序渐进的辅食添加顺序,有利于肠道条件逐渐加强和成熟起来。4～12个月的婴儿,每天每千克体重需要90～120千卡的能量,0～1岁宝宝的碳水化合物提供的能量应占总能量的30％～60％,除了母乳、牛奶或者配方奶外,还可以通过米粉、米糊、粥、软饭等含有淀粉的食物获得。此外,甘蔗、甜瓜、西瓜、香蕉、葡萄、胡萝卜、南瓜、土豆、板栗等食物中也含有一定量的糖类。2岁以后要逐渐增加来自淀粉类食物的能量,供能应占总能量的50％～65％,同时相应减少来自脂肪的能量。

维生素——含量少作用大

维生素是维持生命的必需有机物,同时也是维持生长发育的重要组成成分,包括脂溶性维生素和水溶性维生素。脂溶性维生素是指不溶于水而溶于脂质及有机溶剂的维生素,包括维生素A、维生素D、维生素E、维生素K;水溶性维生素是指可溶于水的维生素,绝大多数水溶性维生素以辅酶的形式参与机体的物质代谢,在婴幼儿生长发育中发挥重要作用,包括B族维生素和维生素C。婴幼儿容易缺乏的维生素有维生素D、维生素A、维生素C等。若婴幼儿长期缺乏维生素D,容易引起一时性的肌肉痉挛、小腿抽筋、惊厥等,严重时会导致佝偻病;维生素A缺乏容易引起干眼症、暗适应能力下降、发育迟缓等;维生素C长期摄入不足易导致坏血病等。

维生素D是一组具有生物活性的脂溶性类固醇衍生物,包括维生素D_2和维生素D_3。婴幼儿处于快速生长发育期,对维生素D的需求量大,而母乳中维生素D含量较低,全天泌乳总量中的维生素D不足2.5微克。我国建议,在婴幼儿出生数日内,应每天补充10微克(400 IU)维生素D_3。婴幼儿缺乏维生素D,容易导致肠道钙、磷吸收减少,肾小管对钙和磷的重吸收作用降低,影响骨钙化,从而导致骨骼和牙齿发育异常。婴幼儿摄入的维生素D过量,可能引起维生素D中毒,症状为食欲下降、体重减轻、恶心、呕吐、腹泻、头痛、尿多、发热等。14岁以下儿童,维生素D适宜摄入量为10微克/天。维生素D主要来源:①维生素D制剂:维生素D油剂或乳化水剂,如鱼肝油。可以在母乳喂养前将滴剂定量滴到婴儿嘴里,然后再进行母乳喂养。②强化维生素D的食品:如添加维生素D的配方奶粉、牛奶、米粉等。③日光浴:晒太阳可促进皮肤合成维生素D。④动物肝脏:主要存在于鱼类肝脏、鸡肝、羊肝等食物中。

维生素A也称为"视黄醇",是构成视觉细胞内感光物质的成分,在神经系统、心血管系统、眼睛等的生长和分化中发挥着重要作用。维生素A包含所有具有视黄醇生物活性的化合物,即视黄醇类。膳食中的视黄醇包括两种形式,即维生素A和类胡萝卜素,前者存在于动物性食物,后者存在于植物性食物,在体内可转化为维生素 A。婴幼儿若缺乏维生素 A,表现为暗适应能力下降、眼干燥症、呼吸道和消化道反复感染、血红蛋白合成代谢障碍导致贫血、骨骼发育不良,甚至生长发育迟缓等。如果给婴幼儿补充过多维生素 A,容易发生维生素 A 中毒,表现为食欲下降、厌食、烦躁、呕吐、过度兴奋、四肢疼痛等。0~6 个月的婴儿维生素 A 适宜摄入量为 300 微克/天,6 个月至 1 岁为 350 微克/天,1~4 岁为 310 微克/天,4~7 岁为 360 微克/天。维生素 A 的主要食物来源有:①奶类:母乳、配方奶粉、全脂牛奶等。②动物性食物:肝脏、鱼卵、禽、蛋。③蔬菜类:绿色和黄红色蔬菜,如西兰花、菠菜、胡萝卜、芹菜叶、豌豆苗等。④水果类:芒果、杏、柿子等。

维生素 C 又名“抗坏血酸”,能帮助身体功能运作,治疗疾病,是维持生命的不可缺少的营养素。如果缺乏维生素 C,会导致宝宝生长延缓,甚至患上坏血病。4 岁以下儿童的维生素 C 适宜摄入量为 40 毫克/天,4~7 岁适宜摄入量为 50 毫克/天,7~11 岁适宜摄入量为 65 毫克/天,11~14 岁适宜摄入量为 90 毫克/天。维生素 C 主要的食物来源有:新鲜的蔬菜和水果,动物性食物(仅肝脏和肾脏含有少量的维生素 C),鱼、肉、禽、蛋和牛奶等食品中维生素 C 含量较少,谷类及豆类维生素 C 含量较少,薯类则含一定量的维生素 C。

♥ 矿物质——不可缺少的营养素 ♥

矿物质又称“无机盐”,包括常量元素和微量元素。常量元素在人体含量较多,有钙、镁、钾、钠、硫、磷、氯七种;微量元素是指含量少于体重 0.01% 的元素,虽然在人体含量很少,但对人体十分重要,如铁、锌、碘、铜、锰、铬、硒、钼、钴、氟等。对于婴幼儿来说,容易缺乏的矿物质有钙、铁、锌等。若婴幼儿长期缺钙并伴维生素 D 不足,容易发生佝偻病;铁摄入不足时,容易诱发小儿缺铁性贫血;锌缺乏容易导致婴幼儿生长发育迟缓、味觉减退、食欲下降等。

钙是人体含量最多的矿物质,是构成骨骼和牙齿的主要成分。婴幼儿对钙的需求量很大。根据中国居民膳食营养素推荐摄入量,0~6 个月婴儿每天钙的生理需要量为 200 毫克,7~12 个月婴儿每天需要钙 250 毫克,1~4 岁婴儿每天需要钙 600 毫克。影响钙吸收的因素包括年龄(婴儿期钙的吸收率可高达 60%,儿童期比婴儿期相对低一些,约为 40%)、食物中的含钙量、维生素 D 的补充等。中国营养学会建议给婴幼儿补充维生素 D,以使血清中钙和磷的含量维持在正常范围,并维持神经肌肉功能正常和骨骼健全。如果婴幼儿摄入的钙元素不足,并且伴有维生素 D 缺乏,会增加小儿佝偻病发生的风险。此外,婴幼儿长期摄入钙不足,日后更容易出现骨质疏松症。给婴幼儿补钙过多也有一定危害,可能会导致婴幼儿囟门早闭,干扰婴幼儿对铁和锌的吸收。钙的主要食物来源有:①奶类:食物中钙的最好来源是奶和奶制品,不仅含钙量丰富,而且吸收率高。对于纯母乳喂养的婴儿,从母乳中摄入的钙量完全能满足该阶段营养所需。7~24月龄婴幼儿所需的钙可以由母乳或配方奶粉提供。中国营养学会建议,婴幼儿应该从小养成饮用牛奶及奶制品的习惯,增加优质钙、蛋白质和微量营养素的摄入来源。②蔬菜类:应选择高钙低草酸蔬菜,如芹菜、油菜、紫皮洋葱、苜蓿等。③大豆及豆制品:豆腐、豆腐干等。④水产品类:海带、虾、螺、贝等。⑤其他:黑木耳、芝麻等。

铁是体内含量最多的必需微量元素,也是合成血红蛋白的重要原料,参与氧的转运、交换和组织呼吸过程。《中国居民膳食指南(2022)》指出,我国7~24月龄婴幼儿缺铁性贫血的发生率较高,这个阶段,婴幼儿每天铁的需要量为8~10毫克,其中99%的铁需要从辅食中获得。若婴幼儿在饮食中摄入的铁不足,可能会导致婴幼儿缺铁性贫血,表现为烦躁、难集中精力、抗病能力和身体抵抗力下降,还可能损害婴幼儿的认知能力和学习记忆力。但是,给婴幼儿补铁不能过量,以免引起铁中毒。如果婴幼儿通过饮食途径摄入铁,不容易出现铁中毒。铁的主要食物来源有:①婴儿米粉:中国营养学会强调,最先给婴幼儿添加的辅食应该是富含铁的高能量食物,如强化铁的婴儿米粉。②奶类:母乳中铁含量不高,为0.1毫克/100克,0~6月龄婴儿所需的铁依赖胎儿期铁的储备,7月龄后对铁需求量迅速增加。美国儿科学会建议,所有非纯母乳喂养的1岁以下婴儿应食用高铁配方奶粉。③动物性食物:如肝脏、血、瘦肉、鱼肉、牛肉等。动物性食物中的铁为血红素铁,因为铁和血红蛋白、肌红蛋白结合,能够被肠黏膜直接吸收,铁吸收利用率较植物性食物更高。④植物性食物:谷类、豆类、水果、蔬菜、海带、黑木耳等。植物性食物中的铁主要为非血红素铁,受膳食因素影响较大,从饮食中摄入富含维生素C的食物将有助于铁的吸收。

锌分布于人体所有的组织、器官,它的生理功能是参与体内多种酶的合成,对生长发育、智力发育、免疫功能、物质代谢和生殖功能等发挥重要作用。婴幼儿长期从饮食中摄入锌不足,轻度锌缺乏主要表现为生长发育迟缓,身高、体重低于同龄正常婴幼儿,味觉减退,食欲下降,饭量减少,还可能有多发性口腔溃疡、头发枯黄;严重的锌缺乏影响生长发育,主要表现在身高发育停滞。婴幼儿过量补锌容易出现腹痛、恶心、呕吐、腹泻等胃肠道不适症状。锌的主要食物来源有:①奶类:奶类包含很多种,如牛奶、羊奶等,其中,母乳的锌吸收率较高,锌含量为0.28毫克/100克,因此提倡母乳喂养。②动物性食物:肉类、鱼类、肝脏、蛋类、水产品,尤其是瘦肉、鱼、牡蛎的含锌量较高。③植物性食物:含锌量较低,主要存在于谷类、豆类的胚芽中。

碘是构成甲状腺素的重要成分,能调节热能代谢。若饮食中长期缺乏碘,容易发生碘缺乏病,这也是目前世界上流行较为广泛的地方病。6个月以内的婴儿,碘的每天适宜摄入量是85微克,6个月到1岁的婴儿是115微克,1～6岁婴幼儿每天应摄入90微克的碘。婴幼儿碘缺乏可能导致生长发育迟缓,严重时可能诱发呆小症,表现为身体矮小、智力低下。婴幼儿碘摄入过多可能会诱发疾病,危害婴幼儿健康。碘的主要食物来源包括:①水产品:海带、紫菜、海鱼、海虾、干贝、蛤干、海参、海蜇等。②加碘食盐:可使用碘强化的食盐来补充碘。

💗 膳食纤维——人类"第七营养素" 💗

膳食纤维有益于人体健康,可以改善肠道功能、降低胆固醇、预防结肠癌和肥胖症等。婴幼儿科学摄入膳食纤维可锻炼咀嚼肌,促进口腔功能发育,预防龋齿,还能帮助建立肠道益生菌菌群,促进免疫系统成熟,预防便秘等。因此,有必要适量摄入膳食纤维。婴幼儿不宜过量摄入膳食纤维,以免影响其他营养素,特别是微量营养物质的吸收。例如,有的植物中含有植酸盐,被婴幼儿摄入后,容易在体内和钙、铁、铜、镁等矿物质形成不溶性化合物,使得这些矿物质无法被吸收和代谢。膳食纤维的主要食物来源有:①谷物粗粮类:粮谷的麸皮和糠含有大量纤维素、半纤维素和木质醇,如稻米、大麦、小麦、燕麦、高粱、紫薯等。②水果蔬菜类:水果和蔬菜中含有较多果胶,是膳食纤维的重要来源,如柑橘、苹果、香蕉、柠檬、洋白菜、甜菜、苜蓿、豌豆、蚕豆等。

💗 婴幼儿常见的营养问题 💗

营养素缺乏 婴幼儿期是人生中生长发育最快的阶段,由于饮食及消化吸收能力等多因素的影响,易出现营养素缺乏症。

(1)钙元素缺乏症:婴幼儿身体生长较快,骨骼发育需要较多钙,钙元素缺乏严重者会发生佝偻病。为预防本病的发生,鼓励母乳喂养,随着婴儿身体的增长,适当添加维生素D和钙,人工喂养儿一般自出生后第2周添加维生素D,每年春季给婴幼儿补充钙元素,多晒太阳,牛奶钙含量较丰富,建议每天饮用。

(2)铁元素缺乏症:导致缺铁性贫血,多发生于6个月至2岁婴幼儿。婴幼儿生长快,对铁的需要增加,牛乳和母乳中含铁量均不足,若6个月仍未添加含铁丰富的食物,如蛋黄、米粉、菜泥等,易发生缺铁性贫血。

（3）锌元素缺乏症：表现为头发枯黄、食欲缺乏。鱼含锌量较高，注意给婴幼儿适当食用。

（4）热量供给不足：婴幼儿对热量有很高的需求，供给不足时，机体利用食物中的蛋白质合成身体组织的功能会减弱，从而影响生长发育。6个月前体重增长不足700克/米，7～12个月体重增长不足250克/米者，大多是由于热量摄入不足。

（5）蛋白质缺乏症：多发生在3岁。患儿身体生长发育减慢，体重不增或减轻，头发枯黄易脱落，常伴贫血。由于婴幼儿生长发育较快，所需蛋白质较多，饮食中长期缺乏蛋白质会导致本病。应注意营养的合理供给，培养良好的饮食习惯，防止婴幼儿偏食、挑食，及时治疗婴幼儿常见疾病。

营养素过量 ①婴幼儿摄入的食物量超过需要量，造成过多的热量以脂肪形式储存在体内；让孩子过量食用营养丰富的食物，造成摄入热量过多而致肥胖。②与家长盲目给孩子"进补"有关。目前，市场上儿童营养品种类和花样较多，如钙片、锌片、钙镁合剂、葡萄糖等，许多家长被营养品宣传广告所诱导，盲目给孩子购买和服用，造成营养素摄入过量。如大量服用高浓度鱼肝油及其制品，使婴幼儿出现厌食、昏睡、头痛、皮肤干燥等症状；锌摄入过量，导致胃肠道不适、恶心、呕吐；维生素D和钙摄入过量，导致高钙血症、脏器组织钙化；维生素A过量，导致精神萎靡、呕吐，严重时还出现颅内压过高、昏迷等症状；微量元素之间会相互作用和影响，如锌摄入过量，会影响身体对铁的吸收。

鉴于以上原因，给婴幼儿补充微量元素一定要讲究科学，先咨询医生，通过医院的检测，确定孩子到底缺什么营养素以及缺多少，再根据需要量适当补充。

关于婴幼儿营养的实用建议

合理喂养对促进婴幼儿正常生长发育起关键作用。本节主要提出合理搭建饮食结构、应对婴幼儿喂养常见状况和定期监测婴幼儿体格指标三方面的实用建议，帮助家长合理制订膳食计划，科学解决偏食、挑食等难题，呵护婴幼儿健康发育。通过培养婴幼儿的健康饮食行为和习惯，增强孩子对喂养的注意和兴趣，以及促进其感知觉、认知、行为和运动能力的发展等。

一、合理搭建饮食结构

合理补充营养 针对不同阶段的婴幼儿，中国营养学会《中国婴幼儿喂养指南（2022）》提出了相应营养建议，包括喂养方式的选择、辅食添加时间以及营养素的补充等。

（1）0～6月龄婴儿喂养的六条核心准则：①母乳是婴儿最理想的食物，坚持6月龄内纯母乳喂养。②生后1小时内开奶，应重视尽早吸吮，生后体重下降只要不超过出生体重的7%就应坚持纯母乳喂养。③回应式喂养，建立良好的生活规律，不要强求喂奶次数和时间，但生后最初阶段应维持每天在10次以上。④适当补充维生素D，母乳喂养无须补钙。⑤若有任何不想母乳喂养的想法和举动，必须咨询医生或其他专业人员，由他们帮忙做出决定。⑥定期监测婴儿体格指标，保持健康生长。

中国0～6月龄婴儿母乳喂养关键推荐
根据《中国居民膳食指南（2022）》绘制

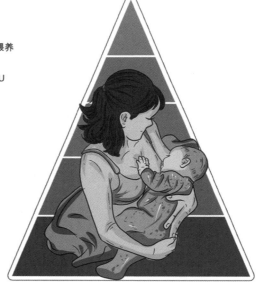

- 🕐 尽早开奶
- 🤱 第一口吃母乳，纯母乳喂养
- 🍼 不需要补钙
- 🐟 每日补充维生素D，400 IU
- 👁 回应式喂养
- ⚖ 定期测量体重和身长

（2）7～24月龄婴幼儿喂养的六条核心准则：①继续母乳喂养，满6月龄起必须添加辅食，从富含铁的泥糊状食物开始。②及时引入多样化食物，重视添加动物性食物，每次只引入一种新的食物，逐步达到食物多样化。③尽量少加糖、盐，油脂适当，保持食物原味。④提倡回应式喂养，鼓励但不强迫进食。⑤注重饮食卫生和进食安全。⑥定期监测体格指标，追求健康生长。

中国7～24月龄婴幼儿平衡膳食宝塔

根据《中国居民膳食指南（2022）》绘制

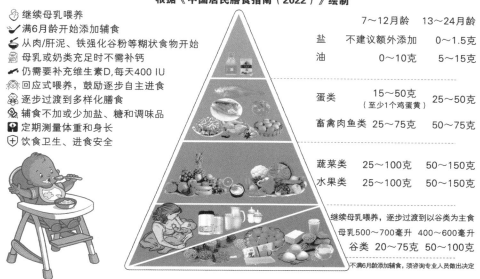

- ⊛ 继续母乳喂养
- ◡ 满6月龄开始添加辅食
- ⬳ 从肉/肝泥、铁强化谷粉等糊状食物开始
- ◍ 母乳或奶类充足时不需补钙
- ⬱ 仍需要补充维生素D，每天400 IU
- ☺ 回应式喂养，鼓励逐步自主进食
- ⊛ 逐步过渡到多样化膳食
- ✎ 辅食不加或少加盐、糖和调味品
- ⚐ 定期测量体重和身长
- ⊕ 饮食卫生、进食安全

	7～12月龄	13～24月龄
盐	不建议额外添加	0～1.5克
油	0～10克	5～15克
蛋类	15～50克（至少1个鸡蛋黄）	25～50克
畜禽肉鱼类	25～75克	50～75克
蔬菜类	25～100克	50～150克
水果类	25～100克	50～150克
继续母乳喂养，逐步过渡到以谷类为主食		
母乳	500～700毫升	400～600毫升
谷类	20～75克	50～100克

不满6月龄添加辅食，须咨询专业人员做出决定

（3）学龄前儿童喂养的五条核心准则：①食物多样，规律就餐，自主进食，培养健康饮食行为。②每天饮奶，足量饮水，合理选择零食。③合理烹调，少调料、少油炸。④参与食物的选择与制作，增进对食物的认知和喜爱。⑤经常户外活动，定期测量体格，保障健康成长。

中国学龄前儿童平衡膳食宝塔

根据《中国居民膳食指南（2022）》绘制

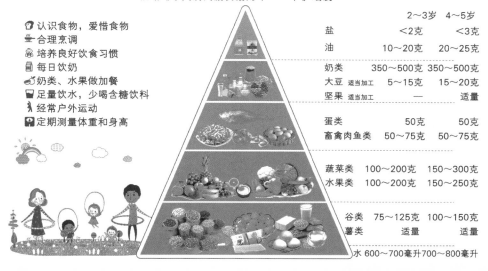

- ⊞ 认识食物，爱惜食物
- ⬲ 合理烹调
- ⊛ 培养良好饮食习惯
- ⊟ 每日饮奶
- ⬴ 奶类、水果做加餐
- ⬳ 足量饮水，少喝含糖饮料
- ⬱ 经常户外运动
- ⚐ 定期测量体重和身高

	2～3岁	4～5岁
盐	<2克	<3克
油	10～20克	20～25克
奶类	350～500克	350～500克
大豆	适当加工 5～15克	15～20克
坚果	适当加工 —	适量
蛋类	50克	50克
畜禽肉鱼类	50～75克	50～75克
蔬菜类	100～200克	150～300克
水果类	100～200克	150～250克
谷类	75～125克	100～150克
薯类	适量	适量
水	600～700毫升	700～800毫升

养成良好的饮食习惯 根据月龄安排餐数:6个月内婴儿应按需哺乳;7～9月龄婴儿可尝试不同种类的食物,每天辅食喂养2次,母乳喂养4～6次;10～12月龄婴儿每天可添加辅食2～3次,母乳喂养3～4次;13～24月龄的婴幼儿应与家人一起进食一日三餐,并在早餐和午餐、午餐和晚餐之间,以及临睡前各安排一次点心;2岁以上婴幼儿应重点培养健康饮食习惯,每日应安排3次正餐与2次加餐,加餐在上午、下午各进行1次。

饮食清淡:保持清淡饮食,并做到饮食多样化,保证营养全面。从小应培养婴幼儿清淡口味,有助于形成健康的饮食习惯。在烹饪方式上,宜采用蒸、煮、炖、煨等烹饪方式,尽量少用油炸、烤、煎等方式。

保证奶量:为保持婴幼儿骨骼生长的需要,要保证每日喝奶量充足。0～6月龄婴儿每天饮奶量不低于600毫升,7～12月龄婴儿每天需要500～700毫升奶量,13～24月龄婴幼儿每天仍保持400～600毫升奶量,2～5岁儿童宜每天饮奶量在350～500毫升或进食相当量奶制品。

足量饮水:6个月内纯母乳喂养的婴儿不需要额外喝水;对于10～12月龄婴儿,水的推荐量是900毫升,大部分可以从辅食中获得;1岁以上婴幼儿可以适当增加饮水,饮水时以白开水为主;学龄前儿童新陈代谢旺盛,活动量较大,水分需要较多,每日饮水建议量为:2～3岁600～700毫升,4～5岁700～800毫升,以饮白开水为佳,避免饮含糖饮料,少量多次饮用(上午、下午各2～3次),不宜在进餐前大量饮水。

二、应对婴幼儿喂养常见状况

婴幼儿不良饮食习惯是指在日常生活中养成的、对自身身体健康不利的饮食习惯。随着经济的发展和人们生活水平的提高,家庭的饮食习惯也产生了一些变化,而且相当一部分婴幼儿都是独生子女,家长对孩子的娇惯和迁就,致使婴幼儿形成了一些不良的饮食习惯,这些不良的饮食习惯直接影响了婴幼儿的健康成长。因此,家长要密切关注孩子的饮食习惯,并及时纠正不良的饮食习惯。

挑食、偏食 婴幼儿挑食、偏食是常见的不良饮食习惯,形式多种多样,如有些婴幼儿不吃海鲜类食品,就可能造成缺碘;有些不吃蔬菜水果,就可能引起某种维生素的缺乏。科学研究证明,凡有偏食、挑食习惯的婴幼儿,胃口都不是很好。如果长期挑食、偏食,可能会造成营养摄入不均衡、发育迟缓或肥胖、免疫力下降,甚至会影响婴幼儿的智力发育。

针对婴幼儿偏食、挑食,中国营养学会建议:①由于婴幼儿自主性萌发,对食物可能表现出不同的喜好,出现一时性偏食或挑食,此时需要家长适时、正确地加以引导和纠正,以免形成挑食、偏食的不良习惯。②家长良好的饮食行为对婴幼儿具有重要影响,因此家长要以身作则,与婴幼儿一起进食,帮助婴幼儿从小养成不挑食、不偏食的良好习惯。③鼓励婴幼儿选择多种健康食物,对于婴幼儿不喜欢吃的食物,可以通过改变烹饪方法或碗具等方式来增加婴幼儿的进食兴趣;也可以采用重复小分量供应,鼓励尝试并及时给予表扬;不可强迫喂食。④增加活动量,尤其是让婴幼儿参加喜欢的运动或游戏项目,促进肌肉锻炼,增加能量消耗,提高食欲,增加进食量。⑤避免以食物作为奖励或惩罚。

食物过敏　食物过敏是指食物中的某种成分(主要是蛋白质)作为抗原诱导机体产生免疫应答而发生的一种变态反应性疾病。4 月龄前过早添加辅食容易引起婴幼儿过敏,延迟添加易过敏食物不能预防婴幼儿食物过敏的发生。

(1)易引起过敏的食物:牛奶、鸡蛋、花生、坚果(腰果、胡桃、榛果)、鱼、甲壳类动物、豆类、小麦、海鲜等。

(2)应对方法:最初给婴儿添加新食物时,每次只能加一种,而且要从少量开始,并要特别观察是否有食物过敏现象。如果婴儿在尝试新食物的 1～2 天内出现呕吐、腹泻、湿疹等不良反应,必须停止喂养,待症状消失后,再从少量开始尝试,如果仍然出现同样的不良反应,应尽快咨询医生,确认是否食物过敏。

食欲不良　婴幼儿食量是由身体生长发育和玩耍所消耗的能量所决定,出现胃口变化属正常情况。在出生第一年,婴儿处于快速生长阶段,此后生长速度会逐渐减慢,可能会出现食欲下降。如果婴幼儿身体健康,体重增长和精力状态正常,只是对吃饭没兴趣,可能是因为生长速度变慢导致的正常饮食变化。

应对方法:①科学应对辅食过渡期:婴儿正处于正常的固体食物过渡期,可能会拒绝固体食物。家长应有耐心,继续母乳喂养或人工喂养。据研究,婴儿接受一种新的食物,通常要尝试 7～8 次,而幼儿需要 10～14 次。当婴幼儿拒绝一种新的食物时,家长要有充分的耐心,反复尝试。②提供的食物应适量:为不同年龄段的婴幼儿提供多种适量、合适的食物,并只在婴幼儿要求下增加食物量。③安排零食应定点:家长应为婴幼儿准备规律的三餐和合适的零食,零食的摄入不应影响到正餐饮食。④让婴幼儿主动参与进食:7～9 月龄婴儿可抓食,1 岁后可自己用勺进食,既可增加婴幼儿进食兴趣,又有利于眼手动作协调和培养独立能力。⑤如果婴幼儿有以下表现应及时就医:超过 1 周明显没有食欲,拒绝喝水,持续 3～4 个月体重减轻或没有增长。

不能专注进餐　俗语有云:"身教重于言教。"在日常生活中,有些父母喜欢边吃饭边看电视,还有些父母喜欢含着饭说话,潜移默化地影响到孩子,促使孩子逐渐形成了就餐时东张西望,边说边吃,边吃边玩,边吃边看电视等不良习惯。

　　如何让孩子专注进餐,专家提出八大建议:①用餐位置应该固定,餐椅应在餐桌旁,不要走到哪里,吃到哪里。②用餐时避免孩子分心,尽量减少电视、玩具等噪音和干扰。③三餐和下午点心需定时,正餐时间至少间隔四个小时,让孩子有饿的感觉,以促进食欲。④两餐之间避免提供果汁,渴的时候只提供水。⑤配合孩子的口腔动作发展,提供适龄餐食,即食物硬度、大小等均合适。⑥实际用餐时间以20~35分钟为宜。⑦父母师长决定用餐时间、地点和食物种类,但吃多少由孩子决定,以免造成反效果。⑧用餐时每次以小分量,重复给予,减少孩子压力。

第二章 健康护理

第一节 婴幼儿日常生活护理

看着刚刚降生的婴儿,你可能会不知所措,不知道该如何照顾这个小家伙,连换尿片和穿衣服这样的日常小事都会让你如临大敌,尤其是那些没有接触过小婴儿的新手父母。不过你的自信心很快会建立起来,能够泰然自若地处理好一切,成长为成熟稳重的好父母。在这一过程中,有很多人可以帮助你:住院时医院的护理人员和儿科医生会提供指导,帮你解决各种问题;家人和朋友们也都可以帮忙,千万不要羞于向大家求助。不过,新生儿本身就会为你提供最重要的提示,如他喜欢被如何照顾,喜欢你用什么方式跟他讲话,喜欢你用什么姿势抱他,喜欢什么样的安抚方法。从孩子出生的那一刻起,身为父母的天赋本能就会引导你对孩子的各种需求做出正确的回应。本章将为你介绍婴儿满月前最常见的问题和你可能会有的困惑。

哭闹了该怎么办 哭泣对婴儿有多重实用意义。感到饥饿或不适时,他用哭泣来寻求帮助。哭泣可以帮他舒缓过于强烈的视觉、声音和其他感官刺激,还可以帮他减压。你可能发现孩子每天都有一些烦躁阶段,既不是因为肚子饿,也不像是身体不舒服或疲倦。这期间,不管你做什么都无法让他安静下来,但烦躁阶段过去后,孩子可能看起来更加精神,而且之后很快会进入比平时更深沉的熟睡中。这种哭闹现象似乎是在帮助婴儿消耗过剩的精力,好让他们恢复安逸的状态。仔细体会婴儿不同的哭声,你很快可以分辨出他什么时候想要人抱、什么时候想要人哄、什么时候需要照顾、什么时候最好不要理他。婴儿刚出生的几个月,只要一哭你就应该立刻做出回应。这么小的婴儿不会被宠坏,应给予足够的关注。

有时家长甚至可以根据婴幼儿的哭泣方式判断各种特殊需求。例如,婴儿饥饿时的哭声通常短促而低沉,声音时高时低;生气时哭得更激烈;疼痛或难受时会突然大哭,声音非常尖锐,先是长长的一声尖叫,然后是长时间的停顿,接着是较平缓的悲鸣;"别理我"这种哭声通常与饥饿时的哭泣很像。其实,用不了很长时间你就可以大致掌握孩子想用哭声告诉你什么。

有时,几种不同类型的哭泣会相互重叠。比如说,新生儿刚睡醒时常觉得饥肠辘辘,于是用哭声索求食物。假如你没有迅速回应,孩子饥饿的哭泣可能变成愤怒的号啕大哭——你可以听出哭声的变化。随着婴儿渐渐长大,他的哭声变得更有力、更响亮,持续时间更久,还会有更多变化来表达不同的需求和想法。解决他哭闹问题的最好办法是迅速回应。如果你及时回应求助信号,孩子就不会哭闹那么久。回应婴儿的哭泣时,首先应解决他最迫切的需求。如果他又冷又饿,尿片也湿透了,应该先帮他保暖再换尿片,然后喂奶。假如哭声听起来有点尖利或惊恐,应考虑有可能是衣物或其他东西让他感觉不舒服,或许有头发缠住了他的手指或脚趾。如果婴儿不冷、尿片干爽、肚子不饿,但还是哭个不停,可尝试下列安抚手段并判断孩子最喜欢哪些方式:摇动,用摇椅或把他抱在怀里轻轻来回摇摆;轻轻抚摸他的头或拍打他的后背、前胸;打个襁褓(用婴儿抱毯将他舒舒服服地裹起来);唱歌或跟他讲话;放轻柔的音乐;抱着他走动,或用婴儿手推车推着他四处走走;发出有节奏的声音和振动;给他拍嗝,排出肚子里的气;洗热水澡(大部分婴儿喜欢,但不是每个孩子都喜欢)。

假如这些全都不管用,有时最好的处理方法是让婴儿自己独处一会儿。很多婴儿不哭一下就睡不着,让他们哭一会儿反而可以更快入睡。如果婴儿真是因为疲劳很想睡觉才哭闹,通常不会持续很久。假如不管做什么孩子都无法安静下来,那他可能生病了。给他测量体温,如果肛门温度为 38 摄氏度或更高,说明他有可能感染了疾病,应立刻就医。

你自己的状态越放松,婴儿就越容易哄。即使很小的婴儿,也会对周围的紧张气氛很敏感,而他们唯一的回应方式就是哭泣。如果你开始有无法控制局势的感觉,应向其他家庭成员或朋友求助。这样不仅可以让你喘口气,而且换一张新面孔有时更容易让这个令你无计可施的小家伙安静下来。谨记一点,不论你多么不耐烦、多么恼火,都绝对不能大力摇晃婴儿。大力摇晃可导致婴儿失明、大脑损伤甚至死亡。一定要把这个信息转告所有看护孩子的人,包括你的配偶。此外,不要因为婴儿的哭闹而有心理负担。婴儿哭闹并不是因为你不是好父母,也不是因为他不喜欢你。每个婴儿都会哭,而且时常根本找不到明显的原因。新生儿每天平均要哭 1~4 小时,这是他适应子宫外光怪陆离的新世界的方式。没有一个母亲可以保证每次都能哄好哭闹的孩子,所以不要对自己要求过高。你能做的是试着用现实可行的办法解决问题,寻求他人的帮助,好好休息,然后享受和孩子在一起的美好时刻。

入睡　起初,婴儿并不知道白天和黑夜的区别。他的胃容量很小,不论白天还是晚上,一餐吃饱后最多只能坚持3～4小时,所以出生头几周必然会昼夜不停地经常醒来吃奶,没有什么好办法可以解决。但即使在这一阶段,你还是可以开始培养他晚上睡觉、白天玩耍。夜间喂奶时尽量保持安静,不要开灯,或尽量减少入夜后更换尿片的频率。喂奶或换完尿片后不要跟他玩,立刻将他放回去睡觉。如果他白天一觉超过3～4小时,特别是在傍晚前,提前把他叫醒,跟他玩一会儿。这样可以培养他白天少睡晚上多睡的习惯。同时,开始培养固定的睡前仪式——每天晚上先给予一定感官刺激(如洗澡),然后放松(如擦润肤露、讲故事或唱歌),接下来最后喂一次奶,再讲个简短的睡前故事,向他传达"现在要开始睡大觉啦"的信号。我们建议,健康的婴儿应尽量仰卧(背部平躺),因为这种睡姿对幼儿最为安全。让婴儿仰卧可以降低"婴儿猝死综合征"的风险。

睡眠　未出生的胎儿每日已经有了睡眠时段和清醒时段,从母亲怀孕8个月左右开始,胎儿的睡眠就已经和成人一样具有两个阶段。

(1)快速眼动(rapid eye movement,REM)睡眠:这一阶段的梦境非常活跃。快速眼动睡眠期间,孩子的眼球会在闭合的眼皮下转动,就好像正在观看自己的梦境。他可能身体惊跳、面部抽动,或者手脚有突然的动作。这些都是快速眼动睡眠的正常标志。

(2)非快速眼动睡眠:包括四个阶段,即昏昏欲睡、浅睡、深睡和沉睡。

从昏昏欲睡到沉睡过程中,孩子的动作越来越少,呼吸放缓,变得非常安静,睡得最沉的时候身体会完全静止。非快速眼动睡眠阶段孩子很少做梦,甚至完全不会做梦。刚出生的婴儿每天睡接近16小时,分成3～4段,均衡分布在几次哺乳之间。每一段睡眠都由几乎等量的快速眼动和非快速眼动睡眠组成,顺序为昏昏欲睡、浅睡、深睡、沉睡。

2～3个月后这种规律将改变。当他长大一些后,他会先经过所有非快速眼动睡眠阶段,然后进入快速眼动睡眠。这种模式将一直持续到成年。当他长大后,快速眼动睡眠的时间会减少,睡眠时变得更安静。到3岁时,儿童的快速眼动睡眠不会超过睡眠总量的1/3。

此外,很多死于婴儿猝死综合征的婴儿脑部某些区域发育不良。当这些婴儿在睡眠中遇到呼吸问题时,可能无法及时醒来以摆脱危险。因为无法判断哪些婴儿在遇到危险时无法醒来,同时婴儿猝死综合征和睡姿之间又有着明显的关系,所以建议所有婴儿都采用仰卧的姿势睡觉。一些医生曾觉得,除了仰卧外,侧卧也是很好的选择,但近期有证据表明,侧卧也有安全隐患,因此应尽量避免(请注意有一些特殊情况,如有某些健康问题的婴儿不适合仰卧)。

仰卧适用于 1 岁以下的婴儿。不过,这对半岁以内的婴儿尤其重要,因为这一阶段婴儿的猝死发生率最高。除了保证孩子以仰卧的姿势入睡外,还要避免将他放在特别松软的物体上,如枕头、棉被、棉垫、豆袋靠垫,以及柔软的填充玩具——婴儿将脸埋在这些物体中时可能会阻碍口鼻的呼吸畅通。不要让婴儿睡在水床、沙发或软床垫上,最为安全的床具是铺着床单的硬质婴儿床垫。婴儿期不要将软绵绵的玩具放在婴儿床内。注意保持婴儿房的温度舒适,不应把婴儿放在空调、暖气、打开的窗口等旁。婴儿睡觉时最好穿睡衣(如连体睡衣),不要盖毯子,如果担心不够保暖可以用婴儿睡袋,这些都是比较安全的选择。安抚奶嘴也有助于降低婴儿猝死的风险。不过,假如孩子不喜欢安抚奶嘴或安抚奶嘴从孩子嘴里掉了出来,不要强迫他接受。如果是母乳喂养,最好等到孩子可以熟练吃奶之后再用安抚奶嘴,通常在 3～4 周。

仰卧对小婴儿很重要,但婴儿清醒时也应在大人的看护下多练习俯卧,这有助于婴儿肩部肌肉和头部控制能力的发育。

婴儿长大后,胃容量有所增长,两餐之间的间隔时间拉长。事实上,你会很高兴听到这样一个消息:90％以上的婴儿 3 个月大时就可以睡一整夜(一次性睡 6～8 小时)。大部分体重达到 5～6 千克的婴儿在吃饱后都可以坚持这么久,所以如果婴儿长得很快,可能不到 3 个月就已经可以睡整夜了。这个消息听起来令人相当振奋,但千万不要指望婴儿的睡眠问题能一次性得到彻底解决。大多数婴儿的睡眠习惯会不断反复,可能连着几周甚至几个月都睡得很好,但突然又会恢复深夜醒来的习惯。这种现象可能是因为婴儿在飞速发育阶段突然食量大增,大一点的孩子则可能因为长牙不适或产生其他发育变化。婴儿在睡前或晚上醒来时经常需要大人哄一哄才能入睡。特别是刚出生的时候,在父母耐心的温柔抚慰下,婴儿会更容易睡着。有些婴儿喜欢晃动,有些喜欢被大人抱着走动,有些喜欢大人轻拍他的背部,有些喜欢含着安抚奶嘴,还有些婴儿喜欢收音机或播放的音乐,但音量不能太大。不过某些声音刺激会令所有婴儿都烦躁不安,如电话铃、狗叫,还有吸尘器的噪声。若没有其他情况,应只允许婴儿睡在自己的小床里。如果出于某种原因你希望婴儿白天睡觉时能离你近些,可以暂时用摇篮当婴儿床,在家里可以走到哪里就带到哪里。

在这里,我们建议所有健康的婴儿以仰卧的姿势入睡,不管是在午睡时间还是在夜间。有人认为婴儿在仰卧时比其他姿势更容易窒息,实际上没有任何证据支持这一观点,也没有任何证据表明,以仰卧的姿势入睡对婴儿的健康有害。患有胃食管反流病的婴儿也应该采用仰卧的姿势。在特殊情况下,有些婴儿必须采用俯卧姿势,如刚做过背部手术的婴儿,采用这种姿势时,看护者应该加倍用心,避免婴儿猝死的发生。

纸尿裤问世以来,迎合了大部分父母的需求,效果也能达到他们的期望。不过,选择用什么尿布仍然是所有新手父母都要面对的难题。理想情况下,应在孩子出生前就做出用纸尿裤还是用布尿布的决定,这样可以提前囤积或提前安排送货。大部分新生儿每天要消耗约 10 块尿布。

纸尿裤　现在,大部分纸尿裤最内层贴近婴儿皮肤的部分是隔水无纺布,可保持肌肤干爽,纸尿裤中间是吸水层,最外层是防水材料。近年来,纸尿裤变得越来越轻薄,但依然可以满足不渗透、舒适、方便使用和保护皮肤的需要。

布尿布　在纸尿裤不断发展的同时,可重复使用的布尿布近年来也有了不少改进,现在有各种不同材质、不同吸水程度的布尿布可供选择。如果你选择自己清洗,需要将尿布与其他衣物分开洗涤。先将大便清入马桶,用冷水冲洗尿布,然后倒入低刺激洗衣粉(液)和消毒液浸泡。取出拧干,再用温水和低刺激性的洗衣粉(液)清洗。

近些年,尿布的环境污染问题引发了激烈争议,争议的主要话题是填埋废弃纸尿裤带来的环境影响。因此,尿布的选择成了一个颇为复杂的问题。事实上,一些科学研究表明,不论布尿布还是纸尿裤,都对环境有不良影响,包括原材料和能源的消耗、空气污染和水污染,以及垃圾处理。纸尿裤在城市固体垃圾中占 1%～2%,而布尿布的清洗过程需要消耗更多能源和水,造成空气和水污染。归根到底,选择使用什么样的尿布属于个人自由,应根据自己的想法和需要做决定。某些健康方面的问题也需要加以考虑。皮肤长期处于潮湿状态或长期接触大小便可以引起尿布疹。由于布尿布的隔湿性不像纸尿裤那么好,尿湿或大便后应尽快更换。

如何为婴儿换尿布　为婴儿换尿布前,先确定所需的物品都在伸手可以拿到的地方。绝对不可以将婴儿单独留在台面上,哪怕时间再短也不可以,因为婴儿会扭来扭去,很容易掉下换尿布台。此外,假如他翻身时你没有留意,他可能因此受到严重伤害。

为婴儿换尿布需要的物品包括一块干净的尿布(布尿布还需要准备尿布扣)、装着温水的小盆(也可以用杯子或碗)、毛巾、柔软的纸巾或棉球(也可以用市售的婴儿湿巾,不过有些婴儿的皮肤对湿巾过敏,如果出现任何过敏反应,应立即停止使用,建议最好用清水洗过再用)、护臀膏或凡士林。

操作过程:①取下脏尿布,用棉球、软纸巾或无味的婴儿湿巾沾温水,轻轻将婴儿的屁股擦干净(女婴要从前往后擦拭)。②用湿毛巾、软纸巾或无味的婴儿湿巾擦拭尿布区。③如有需要,擦上护臀膏。

尿布疹 尿布疹是指尿布覆盖部分出现的皮疹或皮肤发炎现象。尿布疹的症状通常是下腹部、臀部、生殖器和大腿根皱褶处,也就是直接接触尿液或粪便的部位皮肤发红或出现细小的疹子。这种尿布疹一般不会特别严重,仔细护理3～4日便会消失。尿布疹最常见的原因是:①尿布片尿湿太久没及时更换,会有细菌生长繁殖,时间一久,尿液经细菌分解后产生氨,这种化学物质会进一步刺激皮肤。②有大便的尿布太久没换,粪便中含有的助消化物质侵蚀皮肤,使皮肤出现皮疹。不管什么原因导致了尿布疹,一旦皮肤表层破损,接触尿液和粪便时就更容易加重反应,随后受到细菌和酵母菌的感染。感染酵母菌在尿布区很常见,通常会造成大腿、生殖器和下腹部出现皮疹,但皮疹于臀部极罕见。虽然婴儿在1岁以内多少都会患几次尿布疹,但母乳婴儿患尿布疹的概率低于配方奶婴儿(目前研究者仍然不知道确切原因)。婴儿在某些年龄段或某些情况下也更容易患尿布疹,如8～10个月的婴儿,没有保持婴儿尿布区干净干爽、腹泻的婴儿,刚开始吃辅食的婴儿(大概是由于食物品种增加引起消化过程改变),正在服用抗生素的婴儿(因为这些药物会刺激可导致皮肤感染的酵母菌繁殖)。

为减少婴儿患尿布疹的风险,换尿布时应注意:①婴儿大便后尽快更换尿布,每次大便后都要用柔软的布巾和水清洗尿布区。②经常更换湿尿布,减少皮肤与其接触。③尽可能将婴儿的屁股暴露在空气中。如果使用腹部和腿部有松紧带的防水尿布裤或纸尿裤,应确定尿布包好后里面仍有空气流通。

如果无论采取什么措施尿布疹仍然继续加重,可以用尿布疹软膏防止尿液或粪便接触受损皮肤而引发进一步感染。使用软膏后,情况应在48～72小时内有明显改善。假如仍未改善,请咨询儿科医生。

排尿 排尿频繁的婴儿每天可达到平均每1～3小时排尿一次,排尿不太频繁的婴儿每天可能只排尿4～6次。婴儿的日常排尿量在生病、发热或者气温非常高时可能骤然减半但仍在正常范围内。排尿时不应有痛感,假如你发现婴儿排尿时有任何不舒服的表现,请咨询儿科医生,因为这可能代表婴儿的尿道受到感染或有其他问题。

健康婴儿的尿液呈淡黄或深黄色(颜色越深表明尿液越浓,尿液越浓表明婴儿摄入水分越少)。有时你会发现尿布上有粉色痕迹并将其误认为血液。事实上,这种颜色的痕迹通常代表尿液浓度非常高,尿液过浓时会呈粉色。只要婴儿每天尿湿4块以上的尿布,一般不必过虑。假如长期可见粉色痕迹,请咨询儿科医生。尿中带血或尿布上有血点都表明有异常情况,应立刻去看儿科医生。虽然这可能并不严重,或许只是由尿布疹引起的皮损流血,但也许会提示其他严重的健康问题。如果流血的同时还伴有其他症状,如腹痛或其他部位出血,应立刻就医。

排便　婴儿出生后会在几日内排空肠道内积攒的第一批粪便,通常称为胎粪。这种黏稠的黑色或深绿色物质在婴儿出生前就积聚在他的肠道中,胎粪完全排空后,婴儿的粪便会转为黄绿色。母乳喂养的婴儿的粪便会很快变成淡黄色的黏稠状粪便,中间夹杂着一些细小的颗粒。开始吃辅食前,母乳喂养的婴儿的大便一般非常松软,甚至稀得像米糊一样。配方奶喂养的婴儿,大便通常呈褐色或黄色,质地比母乳喂养的婴儿的大便黏稠,但黏稠度不应超过花生酱。不管是吃母乳还是吃配方奶的婴儿,如果大便很坚硬或非常干燥,可能代表婴儿摄取水分不足或身体因病、高热或高温失去太多水分。

婴儿开始吃辅食后,排出坚硬的粪便可能是因为吃了太多容易导致便秘的食物,如谷物或纯牛奶。因为他的消化系统还无法承受这些食物,所以不建议给1岁以下的婴儿直接喝纯牛奶。

还有一些关于婴儿排便问题的重要注意事项:粪便的颜色和质地偶尔有变化是正常的。举例来说,如果婴儿某天吃了特别多的谷物类食物或不易消化的食物,消化速度会减慢,粪便可能偏绿色;如果婴儿服用了补铁的药物,粪便可能变成深褐色;如果肛门附近有轻微破损,粪便表层可能沾染血迹。但是,如果粪便中有大量血迹、黏液或水,应立刻就医。这些症状可能表明肠道内出现异常,应该引起家长的重视。

因为婴儿的粪便通常很软很稀,有时很难判断婴儿是否有轻微腹泻。腹泻的警示信号是排便次数突然增加(每日大便的次数超过吃奶的次数)而且粪便中的水分异常多。腹泻可能因肠道受到感染而发生,也可能与婴儿的食谱突然改变有关。母乳喂养的婴儿可能因母亲的食谱变化而腹泻。

腹泻的主要威胁是引起脱水。如果婴儿不满2个月,腹泻的同时还会发热,应立刻就医。如果婴儿已经2个月以上,持续发热超过1天,应检查他的排尿情况和肛门体温,然后将观察结果告诉医生,医生会判断需要采取什么治疗措施。记住,仍然要定时喂哺婴儿。此外,即使他看起来只是有些不舒服,也应该咨询医生。

婴儿的排便规律差异极大。有些婴儿每次进食后不久就会排便,这是胃结肠反射造成的,每当胃部有食物进入时就会刺激消化系统活动。3～6周以后,有些母乳婴儿甚至1周才大便1次,但仍属于正常情况,因为母乳在婴儿消化系统里留下的固体残渣很少。因此,排便次数少并不一定代表婴儿便秘,只要最后排出的粪便仍然是软的(黏稠度小于花生酱),而且婴儿各方面都很正常,体重平稳增长,定时吃奶,那就没什么问题。吃配方奶的婴儿每天应至少排便1次,若达不到1日1次,而且排便时因大便坚硬而很吃力,就可能发生了便秘。请向医生咨询如何处理这一问题。

洗澡 如果每次换尿布时都彻底清洁尿布区,婴儿就不需要经常洗澡。1岁以内每周洗3次就足够了。频繁洗澡会导致婴儿皮肤干燥,特别是洗澡时使用肥皂或让水分从皮肤蒸发。洗完后应用毛巾轻轻拍干,然后涂抹上润肤液保湿,这样可以防止婴儿皮肤干燥。

婴儿出生后1~2周,脐带残根没有脱落前,应只为婴儿做擦浴。在一个温暖的屋子里,将婴儿放在平面上,在坚硬的台面上铺一块毯子或松软的浴巾。将婴儿放在高于地板的平面上时,应使用安全带,或者时刻用一只手扶着婴儿以防其跌落。给婴儿洗澡前,先接好一盆水,准备一块经过反复冲洗的干净毛巾(反复冲洗是为了避免肥皂残留)和低刺激的婴儿皂,全部放在伸手可及的地方。用大浴巾将婴儿包好,只露出要擦洗的部分。先用没有打肥皂的湿毛巾帮婴儿擦脸,这样就不会让肥皂跑到婴儿的眼睛或嘴巴里。然后将毛巾沾上肥皂水,继续清洗婴儿身体其他部分,把尿布区留在最后。特别要注意清洗腋下、耳后、脖子等部位的皱褶区,女婴还应注意清洗生殖器附近。脐部完全愈合后,可以试着将婴儿直接放入水中。第一次盆浴时动作要小心,速战速决。婴儿开始可能有些抗拒,假如他显得很不喜欢,那就继续1~2周擦浴,然后重新尝试盆浴。婴儿会用肢体反应明确地告诉你他是否已经准备好。很多家长发现,用折叠式浴盆、水槽、塑料盆和一条干净的大浴巾给新生儿洗澡最方便。水温以在盆内放入手腕或手肘内侧感觉温热为宜,不能太热,水深5厘米左右。如果从水龙头直接接水,确保水管内流出的热水的最高温度不应超过40摄氏度,以免意外烫伤。

准备好所有用品,室内温度适宜,然后再给婴儿脱衣服。盆浴需要的物品和擦浴基本相同,只需加一盆用来冲洗的清水。对于头发较长的婴儿,还需要准备婴儿洗发露。假如你忘了准备什么东西,需要接电话或者要去帮人开门,必须把婴儿从水里抱起来一起带走,所以要在伸手可及的范围内放一条干浴巾。绝对不可以将婴儿独自留在浴盆内,哪怕只留一秒都可能酿成大祸。

如果你的孩子喜欢洗澡,那就多给他一些时间来玩水、了解水。孩子洗澡时越开心,对水的恐惧就越少。他长大一些后,洗澡的时间会变得更久,大部分时间都是在玩水。洗澡应是一件非常放松、非常平静的事,所以不用急,除非孩子不喜欢洗得太久。

正确洗澡姿势 给婴儿脱掉衣服后应立即把他放到水里,以免着凉。用一只手托住婴儿的头,另一只手将婴儿的脚先放入水里。对他说些鼓励的话,同时轻轻地将身体其他部分放入水中。为了安全,婴儿身体大部分,包括面部都要保持在水面之上,所以你需要经常将温水泼在他身上来为他保暖。

用柔软的毛巾擦洗他的面部和头发,每周可以用1～2次洗发露。轻轻按摩他的整个头部,包括囟门(头顶很软的部分)。冲洗头上的婴儿皂或洗发露时,用你的手挡在婴儿前额处,让带泡沫的水流向两边,不要进入婴儿的眼睛。万一肥皂水进入了婴儿的眼睛,他将哭闹表示抗议,此时只需拿着湿毛巾蘸着微温的清水轻轻擦拭其眼睛,直到把残余的肥皂都擦拭干净,他将重新睁开眼睛。最后,从上至下地将其身体其他部分洗干净。

小婴儿其实并不需要浴盆玩具,因为水和冲洗过程对他们来说已经足够有趣。不过,当他长大到可以在浴缸里洗澡时,玩具就变得非常重要。各种容器、可以漂浮的玩具,甚至防水的洗澡书都可以吸引他们的注意力,借助这些东西,可以让你顺顺利利地帮他们洗澡。

洗完澡离开浴盆时,连帽婴儿浴巾是在婴儿身体未干时防止头部受凉的最有效工具。不管孩子多大,帮他洗澡都会弄得四处是水,所以你可能需要穿一件浴袍或在肩膀上搭一条浴巾,免得把自己弄湿。洗澡是一种很好的放松方式,可以帮助婴儿入睡。

皮肤保养和剪指甲 新生儿的皮肤很敏感,可能对衣服上的化学物质或残留的肥皂、洗衣粉(液)过敏。为避免出现此类问题,婴儿的所有衣服、寝具、毯子和其他可洗物品都应反复漂洗后再使用。出生头几个月,婴儿的物品应与家里其他人的分开洗涤。

婴儿通常不需要使用任何润肤液、婴儿油或爽身粉。如果他的皮肤特别干燥,你可以在干燥部位涂一点不含香料的婴儿润肤露或润肤霜,同时可配合按摩,这会让婴儿感到很舒服。因为普通护肤品中常含有香料等化学物质,可能对孩子的皮肤产生刺激,所以只能给孩子用婴儿专用护肤品。最好不要用婴儿油,因为婴儿油的吸收效果和滋润效果都不如婴儿润肤露或润肤霜。假如皮肤仍然很干,可能是因为洗澡太频繁,应暂时改为每周洗一次,看看是否会缓解。假如仍未改善,请咨询医生。

婴儿唯一需要的指甲保养是修剪。可以用比较柔和的磨甲棒、婴儿指甲钳或钝头的趾甲剪给婴儿修剪指甲。用指甲刀或剪刀时要特别小心,以防剪到婴儿的指(趾)尖,这会弄痛婴儿并造成流血。刚洗完澡时是给婴儿剪指甲的好时机,前提是他愿意安静地躺着。但你可能会发现,还是婴儿睡着以后最为方便。尽量将婴儿的指甲剪短磨平,否则他可能会抓伤自己(或抓伤你)。婴儿刚出生的前几周指头很小,但指甲却长得很快,可能每周要剪两次。有些家长喜欢用牙齿轻轻啃掉婴儿的指甲,其实这种方法不是很好,可能会造成婴儿甲周感染。

与手指甲正相反,婴儿的趾甲长得很慢,而且很柔软。趾甲不需要剪得像手指甲那么短,甚至每月只需剪一两次即可。趾甲很软,有时候看起来好像要长到肉里一样,但只要趾甲周围的皮肤没有红肿增厚就不用担心。随着婴儿年龄的增长,趾甲会逐渐变硬,形状更加明显。

穿衣服 除非温度非常高(24 摄氏度以上),否则新生儿都要穿几层衣物来保暖。一般最好先给婴儿穿一件贴身的小上衣,下面包上尿布,然后套一件睡衣或罩衫,最后用婴儿抱毯将其整个身体包起来。假如孩子是早产儿,可能还要再加一层衣服,直到他的体重达到足月婴儿的水平且身体能够更好地适应温度变化。天热时,你可以只给婴儿穿一层薄衫。一个很实用的参考方法是,同等温度下,婴儿的衣物应该比成人觉得舒适的衣物厚度多一层。

如果你以前从未有过照顾婴儿的经验,第一次帮婴儿穿衣服时可能非常笨拙。不仅是因为不知如何将婴儿细小的手臂穿过袖子,还可能是因为婴儿在穿衣服时候又哭又闹。婴儿可能不喜欢皮肤暴露在冷空气中的感觉,也可能不喜欢穿衣服时他人来回摆弄。下面为你介绍婴儿穿衣、脱衣小技巧:

给婴儿穿衣服时,可以将他放在腿上,撑开衣服的领子从他头上套进去。用手指撑开衣服,以免挂住孩子的脸和耳朵。不要抓着婴儿的手臂往袖子里插,而是应该将你的手从袖口向内伸进去,握住婴儿的手,然后慢慢拉出来。给婴儿脱衣服时,先托住婴儿的后背和头部,将两个袖子分别脱下。然后撑开领口,从婴儿的下巴和面部穿过,将整件衣服轻轻脱下。

建议家长选择更易穿脱的衣物,如:①从头到脚都有按扣或拉链(最好在前侧而不是身后)。②两条裤腿都有从上至下的按扣或拉链,方便换尿片。③袖子很宽,这样你可以将手伸进去把婴儿的手臂轻轻拉出袖子。④不绑绳子或带子,脖子周围没有带状物(可能导致窒息)。⑤面料有弹性(手臂、腿脚或脖子附近不要太紧)。

打襁褓 出生后前几周内,婴儿大部分时间会被包在小毯子里。这样不仅可以保暖,被紧紧包住的感觉还会让大部分新生儿很有安全感。打襁褓时先将毯子平铺,折起一角。将婴儿仰面放在毯子上,头朝折角位置。将左边的一角卷过婴儿的身体,塞在身体右侧下方。下面一角向上折起,包住婴儿的脚,然后将右侧一角向左包住婴儿,只露出头和脖子。最重要的是,要确保婴儿的屁股和双腿能够在毯子里自由活动。把屁股包得太紧可能造成发育异常甚至脱臼。

第二节　婴儿的基本医疗护理

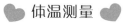

体温测量

很少有孩子在整个婴儿期都不发热。发热一般是身体某个部位受到感染的特征,往往意味着机体的免疫系统正在积极地与入侵的病毒或细菌做斗争。从这个角度看,发热是一种积极的表现,说明机体正在进行自我保护。因为小婴儿生病时不会像大人一样表达,所以 3 个月(12 周)及以下的婴儿发热时都需要及时看医生,由医生来检查并判断原因。如果出现了轻微的病毒感染,一般婴儿都会自愈。但如果感染了细菌或更为严重的病毒(如疱疹病毒),就需要立即使用抗菌或抗病毒药物治疗。一般来说,2 个月以下的婴儿在这种情况下都需要住院治疗。婴幼儿还不能乖乖地用嘴含着体温计来获取口腔体温,而那种放在婴儿额头上测量体温的"测温枪"又不够精确。对于婴儿来说,判断其是否发热的最佳办法是测量肛门体温。一旦你学会了肛测体温的方法,就会觉得它相当简单,但最好还是提前了解测量的过程和方法,这样当婴儿生病并需要你第一次给他测体温时,你就不会紧张了。

测量体温的最佳办法　有很多办法可以测量孩子的体温,使用数字化的电子体温计,当传感器(置于体温计尖部)接触到要测定的皮肤(口腔、腋下或肛门)时读出体温读数。还可以使用耳温计或颞动脉体温计等,不管你用的是哪种办法,在每次使用前通常都要用温的肥皂水或酒精来直接清洗体温计,然后再用清水将其冲干净。请记住以下指导原则:先打开电子体温计,然后在体温计末端涂一些润滑剂,如凡士林。把孩子抱在你的腿上,用两条大腿夹住他,或用其他坚固的东西来固定他。孩子的脸既可以朝上也可以朝下(如果脸朝下,将一只手放在他的背上;如果脸朝上,把他的腿屈曲到他的胸前,用你空闲的一只手压住他的大腿)。然后轻柔地将体温计的末端插入孩子的肛门,插入 1.5～2.5 厘米。大约扶住体温计 1 分钟,或体温计上的信号灯闪烁(或蜂鸣),提示测量完成。取出体温计并记录读数。直肠温度或口腔温度要比腋下温度准确一些。同样,如果家中有两支体温计,其中一支用来测量直肠温度,另一支用来测量口腔温度,应该标记清楚,一支标好"肛门",一支标好"口腔",不要在不同的部位使用同一支体温计。

当孩子4～5岁时,你就可以为他测量口腔温度了。打开体温计,将体温计末梢一头放入孩子的舌下,向内插入。让孩子闭上嘴,含住体温计并保持一会儿。大约1分钟之后,或当体温计的提示信号出现(蜂鸣或闪烁)时,就可以把体温计取出读数了。耳温计或颞动脉体温计在家长和医疗保健人员中越来越流行。当使用正确时,测得的体温也相当准确。

❤ 儿保 ❤

在孩子出生后的第1年内,需要去门诊的次数可能远远多于其他任何时期。孩子出生后,儿保医生就会给他进行第一次检查。儿童保健医师不仅是医师,提供卫生保健;还是健康教育者,能为家长提供健康建议,他们能对基本医疗护理提供专业化的解决方案。

对于早期的医院儿保体检,父母双方应该尽可能一起参加。每次就诊,都是你们和医生之间的一个很好的交流机会,是你们问医生问题的好时机。不要限制在医学方面的问题,儿保医生往往也是育儿方面的专家。而且,如果你们正在寻找一些育儿方面的帮助,儿保医生也能为你们提供相当多的资讯。一般来说,儿保医生都能根据经验帮你们解答一些新生儿父母常问的问题,但如果你们能在每次就诊之前都准备好自己的问题,并列出一张清单的话,将会更好。如果由于客观情况,只有一个家长能参加,试着叫一个亲戚或朋友陪你一起去。当你和医生讨论孩子的健康问题时,陪同的亲戚或朋友可以承担给孩子穿衣服、脱衣服、收拾东西等工作,这样你就可以专注在所讨论的问题上(同时节省医生的时间)。当你抱着孩子出门时,陪同的亲戚或朋友也能帮你拎着装尿布(纸尿裤)的袋子,或者帮你开门等。

早期的几次体检,主要是为了确认孩子生长发育良好并且不存在严重的异常。具体来说,医生会检查如下几个方面。

生长 称体重的时候,帮孩子脱掉衣服,把他放在一个婴儿秤上。量身长的时候,需要孩子平躺在测量器具上,双腿伸直。另外,医生还会用一种特别的带子测量孩子的头围,将所有测量值都精确地标注在一张图表上,以描绘出孩子每一次儿保时的生长曲线。这是判断孩子生长情况是否正常的最可靠办法。通过表格,还可以看到他的发育情况与同龄孩子的对比值。

头颅 在刚出生的几个月里,孩子头颅的薄弱处(囟门)是开放(即头颅上由正常皮肤包被而无骨性闭合的开放区域)而扁平的。等孩子长到2～3个月时,后囟就会闭合。前囟一般会在孩子2岁生日前闭合(一般在第18个月左右)。

耳朵 医生会借助耳镜来查看孩子的耳朵。耳镜是一种检查工具。借助耳镜,医生能够清楚地看到内耳道和鼓膜的情况。医生依据自己所看到的,判断孩子的耳部是否存在积液或受到感染。医生也会向你询问孩子平时对声音的反应是否正常。孩子刚出生时,就会被抱到新生儿育婴室进行一次正式的耳部检查(包括听力),之后,只有在怀疑存在问题时才会再进行正式的耳部检查。

眼睛 医生会用一个色彩明亮的物件或手电筒来吸引孩子的注意,并检查孩子的眼球运动。他还有可能用一个叫"检眼镜"的发光设备来深入检查孩子的眼睛状况。这项检查对确定是否存在白内障意义重大。

口腔 口腔检查主要是为了确定是否存在感染症状。另外,随着孩子成长,口腔检查可以了解孩子长牙的情况。

心肺 医生会用听诊器检查孩子胸腔前后,仔细听诊孩子的心肺部位。这项检查可以判断孩子是否存在心律、心音异常,以及呼吸困难等现象。

腹部 医生会将手置于孩子腹部并轻轻按压,从而判断孩子腹腔脏器是否增大,腹部是否存在异常肿块或触痛。

生殖器 每次体检都需要检查生殖器是否出现异常肿块、压痛或受感染的症状。儿科医生还会为每一个男婴检查睾丸是否已经正常地下降到阴囊内。

臀和腿 儿科医生会将孩子的两腿分开,检查髋关节是否有问题。这种掰开孩子双腿的手法是专门为检查孩子是否存在髋关节脱臼或发育异常而设计的。这项检查应该尽早进行,一旦早期发现存在问题,就可以尽早为孩子进行合适的复位和矫正。等到孩子会走路之后,医生还会叫他走几步看看,以确定孩子的足和腿都发育正常,而且具有正常的运动功能。

反射 儿科医生也会询问孩子总体发育情况。他会非常关注孩子什么时候开始会笑、会爬、会坐、会走。而且,他也会非常注意孩子动手和动胳膊的情况。在体检过程中,医生还会检查孩子的神经反射和全身肌张力。

第三节 不同年龄段宝宝护理

0～3个月宝宝的日常生活护理

新生的宝宝,新生的希望,像一轮新生的太阳,暖在全家人的心上。在父母的帮助下,宝宝在一天天地适应这个奇妙的世界。宝宝生长发育很快,0～3个月是宝宝出生后生长发育最迅速的时期,在这个阶段,宝宝每周都有不同的变化和需求,都需要父母格外关心注意。

一、新生儿特有的生理现象

新生儿不像想象中那样可爱漂亮,而是全身布满皱纹,睁不开眼睛,但是只要过了一段时间,就会变得非常可爱!有些新生儿出生后,细心的爸爸妈妈会发现一些"异常"的生理现象:宝宝的皮肤怎么有些发黄?腿怎么不直?宝宝的眼睛怎么有点斜视?读完下面的内容,年轻的爸爸妈妈们可能会找到这些问题的答案。

小宝宝大便时会发出"吭哧吭哧"的声音,全身都会变红 这是因为胎儿在子宫里没有排泄大便的活动,他的腹部肌肉缺乏锻炼,因此没有足够的力量。出生后的宝宝要非常用力才能排出大便。

脱皮 几乎所有新生儿都会出现脱皮现象,这是由新生儿皮肤的角质层发育不完全、皮肤基底膜不发达、表皮层和真皮层的连接不够紧密造成的。脱皮是一种正常的生理现象,随着宝宝的发育会逐渐好转,无须特别保护。

粟粒疹 在鼻尖、鼻翼、颊、颜面等处,常可见到因皮脂腺堆积形成针头样黄白色的粟粒疹,脱皮后自然消失。

马牙 牙龈上可见上皮细胞堆积成为黏膜包囊的黄白色小颗粒,俗称"马牙",可存在较长时间。硬腭中线上可见大小不等(2～4毫米)的黄色小结节(彭氏珠),亦为上皮细胞堆集而成,数周后消退。千万不要用针去挑,也不要用布蘸水去擦。新生儿的口腔黏膜很嫩,唾液分泌又少,容易破损;黏膜下血管密集,细菌容易感染而进入血液,造成新生儿败血症就很危险了。

指甲易折易弯,脚指甲看起来好像是往肉里长 判断宝宝的指甲是否有问题,只需轻轻地挤压一下他的脚趾,如果宝宝的趾甲真的往肉里长,那宝宝的脚会感到疼痛,他会以哭声告诉你。

有双"扁平足" 事实上,新生儿足底扁而平是正常的。相反,如果宝宝在头几个月里就有很高的足弓反而是一种不良信号,因为它预示着宝宝会有神经或肌肉方面的问题。宝宝4～6岁时足弓才会发育好。

内八脚和罗圈腿 细心的爸爸妈妈们会发现,宝宝从出生到满月,总是四肢屈曲,有的家长害怕宝宝日后会是"罗圈腿",干脆将宝宝的四肢捆绑起来。其实,这种做法是不对的,正常新生儿的姿势都是呈英文字母"W"和"M"状,双下肢屈曲呈"M"状,这是健康新生儿肌张力正常的表现。出生后,随着宝宝经常的运动,臀部和腿部的肌肉力量加强,宝宝的身体和脚就会慢慢变直。而"罗圈腿",即"O"形腿,是由于佝偻病所致的骨骼变形引起的,与宝宝四肢屈曲毫无关系。

斜视 一般情况下,由于新生儿的眼球尚未固定,眼部肌肉调节不良,大部分孩子会出现暂时性的斜视,有的还会出现"斗鸡眼"。这种斜视是正常的生理现象,父母不必过分惊慌。如果 3 个月后孩子仍然斜视,则要及时就诊。

只能用鼻子呼吸　这是因为新生儿的喉咙位置比较高。较高的喉咙位置可以让他在吃奶时进行呼吸,并且保证液体不会流入气管。缺点是宝宝不能用嘴呼吸。如果宝宝发生鼻塞,要及时用吸鼻器吸通鼻子。

不流眼泪　这是因为新生儿的泪腺所产生的液体量很少,只能保持眼球的湿润。而且,宝宝在出生时,其泪管是部分或全部封闭的,要等到几个月以后才能完全打开。

呼吸快而不规则　新生儿的呼吸频率相比成人快很多,而且也不规律。这是因为宝宝的肺还很小,其神经系统没完全发育好。

生理性黄疸　生理性黄疸多在出生后 2～3 天出现,一般持续一周后消失。但若在出生后 24 小时内出现黄疸,或在正常的黄疸消失后再次出现,或皮肤黄染程度较重,应及时就医。

体温不规律　新生宝宝的甲状腺——宝宝体内的温度调节器尚未发育完全,汗腺也不够发达,所以,宝宝的体温会时高时低。好在宝宝有充足的脂肪来保护自己,体温不会降得太低。

新生宝宝易脱水　虽然新生儿体重中的 75％～80％都是水分,但是由于新生儿的新陈代谢速度很快,是儿童或大人的 2～3 倍,导致水分快速流失,所以小宝宝容易脱水。要判断宝宝是否处于脱水状态,可把小拇指放入宝宝的口中,如果湿润则没事,如果干而黏,就说明宝宝需要奶水。

新生宝宝爱打嗝　新生宝宝一直都有较频繁的打嗝,这是在锻炼横膈膜,它对宝宝的呼吸运动起着至关重要的作用。有时打嗝是由于宝宝过于兴奋,有时则是由于刚喂过奶,某种程度上讲,打嗝是由于横膈膜还未发育完全。3～4 个月的时候,宝宝打嗝就会少多了。

生理性体重下降　由于新生儿出生后排出胎便和尿液,且通过皮肤、肺等途径丢失了许多水分,新生儿会出现生理性体重下降。体重下降一般不会超过出生体重的 8％,10 天左右可以恢复到出生时体重,以后体重会迅速增长。

软塌塌的小耳朵　因为宝宝耳朵里的软骨尚未发育好,新生宝宝的耳朵非常柔软,显得像招风耳。几个星期之后,随着软骨发育成熟,宝宝的耳朵就会慢慢变硬,直立起来。

新生儿脱离母体后,会出现很多新生儿时期特有的正常生理现象,但这往往会引起年轻父母的焦虑和恐慌,甚至抱着宝宝到处求医,造成不必要的麻烦,也对刚出生的宝宝不利。爸爸妈妈对新生儿的生理现象要有所了解,这样才能处乱不惊,心中有数,让宝宝茁壮健康成长。

二、做好母乳喂养的准备

妈妈在分娩前就应该决定是否采用母乳喂养婴儿,这样就可为母乳喂养做准备和计划。在孕期不宜穿过紧的胸罩和内衣,以免影响乳房的正常发育,导致乳头凹陷。在孕晚期要做好乳头的准备,如清洁乳房后用羊脂油按摩乳头,增加乳头柔韧性;由外向内轻轻按摩乳房,以便疏通乳腺管;使用宽带、棉制乳罩支撑乳房,可防止乳房下垂。孕妇在医院分娩,入院时就应告诉医护人员,说明自己打算用母乳喂养婴儿,多听取医护人员的建议。妈妈在婴儿一出生后,就要试着让婴儿吸吮乳房,这对母亲和婴儿都有好处。如果在医院的产房里,可以要求把婴儿放在自己的胸部。上述做法有两个重要原因:一方面,自然地吸啜会刺激催产素的产生,一旦婴儿出生后,这种激素可使子宫收缩并在婴儿分娩后不久排出胎盘;另一方面,婴儿吸奶时听见妈妈熟悉的心跳声便会产生安全感,而妈妈与宝宝也能得到身心交流。

三、爱上你的宝宝

宝宝出生了,妈妈却发现自己无法喜欢他、爱护他,是不是自己先天母性不足呢? 这是很多初为人母的妈妈们的困惑。事实上,并不是每一个新妈妈从怀孕那刻起,就会对自己的宝宝付出"全部的爱"。爱,不只是一种本能,也是需要时间来慢慢培养的。妈妈如何爱上宝宝呢? 有以下三个方法:

(1)给宝宝喂奶:母乳是母爱的一部分,当宝宝吃奶时,妈妈一边给宝宝喂奶一边抚摩宝宝,这时你会感应到,母子间的情感通过乳汁这条通道变得密不可分。

(2)和宝宝保持身体接触:妈妈帮宝宝洗澡、换尿布、做抚触操,一方面有身体接触,一方面有眼神、言语乃至哼唱交流,这些无声及有声的沟通使母子亲情快速成长。

(3)写宝宝日记及收集与新生儿相关的纪念品:如宝宝成长的手模、脚模、胎毛笔,都会令你对"新妈妈"这一角色有新的发现,这种发现会令你对宝宝的到来充满感恩和欣喜,越来越爱上自己的宝宝。

四、正确包裹你的宝宝

给宝宝进行包裹是非常讲究的。一些北方地区普遍采用棉被包裹婴儿,有时为防止孩子蹬脱被子而受凉,父母还常常将包被捆上 2～3 道绳带,认为这样既能保暖,孩子又能睡得安稳。其实包裹过紧会妨碍婴儿的四肢运动,孩子被捆绑后,手指不能碰触周围物体,不利于新生儿触觉的发展。同时,由于捆得紧,不易透气,出汗容易使皱褶处皮肤糜烂,给孩子造成许多痛苦和束缚。

包裹婴儿的误区　在民间有一个习俗,在孩子出生后,习惯用布或小被子将婴儿的腿包直,用带子把整个婴儿身体捆成一个结结实实的小包裹,俗称"蜡烛包",认为"蜡烛包"能预防小儿长大后变成"罗圈腿"。这种观念是缺乏科学道理的,"罗圈腿"就是医学上称的"O"形腿,一般见于佝偻病及其后遗症,这种病是由于维生素D缺乏造成的。值得注意的是,蜡烛包给婴儿带来很多不利影响。新生儿离开母体后,四肢仍处于外展屈曲状态,蜡烛包强行将小儿下肢拉直,不仅妨碍婴儿的活动,而且包裹过紧也影响皮肤散热,汗液及粪便的污染易引起皮肤感染,严重时会造成髋关节脱位。

用睡袋包裹　婴儿需要包裹,应以保暖、舒适、宽松、不松包为原则。用婴儿睡袋来替代包裹,这是一个很好的办法,可以避免对婴儿造成束缚,影响婴儿生长发育。这是一种科学的方法,新生儿妈妈可以放心采用。

五、洗呀洗呀洗澡澡

每天给新生宝宝洗澡是护理工作中不可缺少的一项重要内容。因为新生宝宝的新陈代谢旺盛,容易出汗,大小便次数多,所以新生宝宝娇嫩的皮肤很容易受到这些排泄物的刺激。如不及时清洗,皮肤就会成为病菌生长繁殖的地方,最终导致皮肤感染。对健康的新生儿,只要条件允许就可以每日洗一次澡,对体重轻、生活能力低的新生儿,或因室温低而无条件每天洗澡的新生儿,应每日洗脸。一般在新生儿出院后第2天就可以洗澡了,冬季每天一次,夏季每天1～2次。在温度适宜的情况下,给宝宝洗澡既可以保持其皮肤清洁,避免细菌侵入,又可通过水对皮肤的刺激加速血液循环,增强机体的抵抗力;还可通过水浴过程,使宝宝全身皮肤触觉、温度感觉、压力感等感知觉能力得以训练,使宝宝得到满足,有利于宝宝心理、行为的健康发育。

宝宝洗澡要注意

(1)洗澡时,室内温度以26～28摄氏度为宜,水温在38～40摄氏度,可以用肘部试一下水温,只要稍高于人体温度即可。

(2)让宝宝保持良好的情绪,可以在洗澡的时候和宝宝说话,给他唱歌听,也可以将玩具戴在宝宝手腕上或挂在宝宝头部上方,这些都能让宝宝变得安静,也能让洗澡变得更轻松。

(3)手法一定要轻柔、敏捷。宝宝洗澡的时间不宜过长,一般为3～5分钟,时间过长易使宝宝疲倦,也易着凉。

(4)洗完立即将孩子用大毛巾裹上,轻轻擦干,特别注意皮肤皱褶处更要干燥,然后薄薄扑上一层宝宝爽身粉。如鼻腔有干痂,可用湿棉棒轻轻捻出。

(5)如果不小心弄湿了宝宝的脐带,可用棉签蘸75%酒精擦拭。

六、哪些情况下不宜洗澡

打预防针当天不要洗澡 宝宝打过预防针后,皮肤上会暂时留有肉眼难见的针孔,这时洗澡容易使针孔受到污染。

发热或热退48小时以内不洗澡 给发热的宝宝洗澡很容易使宝宝出现寒战,甚至有的还会发生惊厥。另外,发热后宝宝的抵抗力极差,马上洗澡很容易遭受风寒而引起再次发热,故热退48小时后才能给宝宝洗澡。

遇有频繁呕吐、腹泻时暂时不要洗澡 洗澡时难免搬动宝宝,这样会使呕吐加剧,不注意时还会造成呕吐物误吸。

喂奶后不应马上洗澡 喂奶后马上洗澡,会使较多的血液流向被热水刺激后扩张的表皮血管,从而影响宝宝的消化功能。而且,由于喂奶后宝宝的胃呈扩张状态,马上洗澡也容易引起呕吐,所以洗澡通常应在喂奶后1～2小时进行。

当宝宝发生皮肤损害时不宜洗澡 例如,脓疱疮、疖肿、烫伤、外伤等,因为皮肤损害的局部会有创面,洗澡会使创面扩散或受污染。

出生体重小于2500克的低体重儿洗澡要慎重 这类宝宝大多为早产儿,由于发育不成熟,皮下脂肪薄,体温调节功能差,很容易因环境温度的变化而出现体温波动。

七、婴儿为什么喜欢哭闹

哭是宝宝的第一语言,是他们表达和沟通最重要的工具。哭泣所代表的信息是多层面的,大约可分为生理需求、心理反应、病理状况三种。三种哭法不同,应该注意区分。

生理需求的哭 生理需求的哭往往是以下原因造成的:尿布湿了、饿了、渴了、太热(流汗)了或太冷(手脚冰冷)了、太吵了、光线太亮或太暗了。这时需要满足宝宝的基本生理需求。

心理需求的哭 有些宝宝黏人,易受惊吓,性格比较敏感。心理需求的哭声比较小,宝宝3～6个月开始认人,甚至会盯着大人或伸出双手,他只是想要抱抱,想有人陪他玩。6个月以后许多生理需求不必借哭来表示,表达情绪的哭泣比重增加,不满、失望、害怕、生气、挫折感都会引起哭泣。当大人拥抱或抚慰时,能让宝宝感到满足与愉悦,应该在宝宝2岁前多抱抱他,让孩子感受到关爱,这对日后的情绪发展有良好的作用。

病理状况的哭 当身体不适引起疼痛的感觉时,不会说话的婴儿一定会用肢体语言和哭声来表达。此时他会握拳、蹬腿、烦躁不安,哭声特别尖锐或凄厉,这时就应该警觉是否是病理状况引起的哭泣。

八、宝宝啼哭爸妈学会正确关爱

面对啼哭的宝贝,爸爸妈妈一定要弄清哭是因为何种原因,如果属于生理或心理需求的哭泣,要用关爱的态度去安抚和满足他们。如果是疾病引起的哭泣,必须请医师诊治。

把他包起来抱住　新生儿喜欢温暖和安全的感觉,就像在妈妈子宫中一样,可以用一个小毯子把他包起来抱在怀里。

给他听有节奏的声音　新生儿很熟悉心跳的声音,可以为他放一支轻音乐,或者他熟悉的胎教音乐,也可以轻声哼唱摇篮曲。

让他身体处在运动状态　抱着你的宝贝在屋子里转来转去,或者把他放在摇篮里轻轻摇动,你可以找到适合的方式。

揉揉他的肚子　轻轻按摩婴儿的后背或腹部是许多爸爸妈妈最经常做的安抚宝贝的方式,特别是对那些因患疝气而肚子胀痛的婴儿比较有效。

照顾好你自己　照顾一个哭泣的宝宝容易让人紧张不安、心烦意乱,注意不要把你的情绪带到孩子面前。如果你很焦虑,有失败感,婴儿可能会察觉到你的感受,从而哭得更厉害了。若想照顾好宝宝,先要照顾好你自己。保证充足的睡眠、均衡的饮食。

如果你确信宝宝的需求已经被满足了,他没有不适没有受伤,而且你努力了半天还是没能让他平静下来,就是你考验自己心态的时候了:①放下宝贝,让他自己哭一会儿;②打电话给你信任的有经验的亲友,看看他有什么建议;③让别人帮你照看孩子,你找个方式透口气;④做几下深呼吸,放一些你喜欢的音乐来减轻压力;⑤提醒自己,宝贝一切都好,而且哭不会伤害他;⑥反复对自己说"这很快就会过去"。

九、谨防婴儿摇晃综合征

婴儿摇晃综合征最常见于2岁以下的宝宝,在孩子最容易哭闹不止的年龄,即6~8周时,发生率最高。许多宝宝看护人,因为孩子长时间啼哭而感到非常烦躁,便以猛烈摇晃的方法,企图不让孩子再哭闹,这样可能会不知不觉地将婴儿"摇死"!

婴儿摇晃综合征的起因,是由于宝宝被剧烈摇晃而无法控制颈项和头部。加上宝宝的头相对比较大,摇晃宝宝的头就类似我们在罐子里放了一块豆腐然后使劲摇一样,可能会引起脑水肿、脑挫伤、脑出血,颅内的血管也可能会撕裂出血,导致一系列严重的后果,包括永久性脑损伤、视网膜出血等,甚至死亡。即使没有导致死亡,也可能会使幼儿智力变迟钝,或是身体瘫痪,还可能造成宝宝失明。因此,家长应该注意,千万不要随意摇晃宝宝。

日常的摇晃会伤害到孩子吗?有很多家长非常担心,平时自己或者家人会摇着宝宝哄睡,或者是扶抱着宝宝在大人的腿上颠着"骑大马",甚至觉得推婴儿车出门的时候路上有点颠簸,睡在里面的宝宝会被震到……那么,这些日常的行为会伤害到宝宝的大脑吗?

答案是:不会。

例如,抱着轻摇哄睡,放在摇篮里轻轻摇,用婴儿推车推着散步,把宝宝放在膝盖上颠一颠,或是轻抛宝宝……这些日常与宝宝的互动行为一般都不会造成上文所说的伤害,因为做这些活动时,宝宝的头颈部和躯干是相对固定的,与摇晃宝宝的头不同。

说到底,摇晃婴儿综合征的发生,最主要的原因还是看护人的情绪失控与行为失控。所以一旦孩子的哭闹声让你倍感压力,甚至感到无法忍受了,最好的办法就是让自己冷静下来,哪怕暂时把孩子交给别人,离开房间一会儿,也会有所帮助。

记住,当宝宝哭闹的时候,伤害或者拍打都无济于事,温柔的拥抱和安抚永远都不会宠坏宝宝,只有爱才能让你跟宝宝更亲密。

十、新生宝宝的脐带护理

脐带是联结胎儿和母亲的生命线,曾经输送着母亲与胎儿的血液,在胎儿的生命形成过程中可以说是功不可没。胎儿在出生后1~2分钟内就结扎剪短了脐带,与母亲完全脱离,开始自己独立生存。脐带结扎剪短后会留下一小段脐带残端,是一个创面,要很好地保护,否则细菌在此繁殖,会引起脐部发炎,甚至引起败血症,危及生命。因此,做好脐部护理,避免感染对新生儿是非常重要的。

脐带结扎后一般3~7天就会干燥脱落。在脐带尚未脱落之前,必须保持脐部干燥、清洁,避免被洗澡水及尿液弄湿。如果包扎脐带的纱布被弄湿了,要及时更换消毒纱布,还需要每日用75％酒精棉签轻拭消毒。在消毒前不要忘记先洗手,然后轻轻提起宝宝的脐带,用酒精棉签沿一个方向由里向外涂擦。我们建议,在宝宝脐带没有脱落前尽量给宝宝擦澡,暂时不要盆浴,或者在盆浴时为宝宝贴上肚脐贴保持干燥。

人为地扯掉脐带可能会造成出血和感染!要让脐带自然脱落,千万别"帮"宝宝扯掉脐带。

脐带脱落后,局部仍为创面,尚未结疤,仍需保护脐带的清洁和干净,每天消毒 1～2 次,清洁宝宝的脐带。先用一只手扒开肚脐,让脐带更多暴露在空气中,用蘸有 75％酒精的棉签由内向外螺旋式消毒,不要来回反复消毒。一个棉签消毒一圈就要丢弃,不要重复使用!再覆盖消毒纱布,一般需持续半个月左右,直到结疤形成肚脐窝。如果宝宝的脐带出现了大范围的红肿、渗血渗液、异味或者宝宝有发热的症状,提示宝宝可能脐部有感染,需要及时带宝宝就医。

十一、家长要多和宝宝说话

家长多和宝宝说话能促进宝宝脑部发育。刚出生的婴儿,还不能了解语言。因此,很多父母认为:既然宝宝不了解语言,就不用和他说话了,即使和他讲话也没有什么意义。其实,不对宝宝说话是完全错误的育儿方式。因为即使婴儿不会说话,不了解语言,但是父母所说的话会不断灌输到婴儿的头脑里,虽然表面上看不出来,但其刺激会对宝宝的脑细胞产生惊人的影响。每天坚持和宝宝说话,对孩子日后的语言能力、阅读能力、分析能力、思维能力等多种能力的发育和提升是非常有利的,有益智的效果。经常和宝宝说话,他以后的语言学习能力往往更强,掌握语言的速度也往往更快。

在宝宝睡醒后,家长可以用和蔼亲切的语音对他讲话,进行听觉训练。给宝宝唱一些歌,也可以给宝宝听一些柔和悦耳的音乐,但声音要小,以免过强的声音刺激宝宝,使宝宝受到惊吓。家长面对面的呼唤、唱的儿歌、亲切的话语,都会给宝宝丰富的声音刺激,使宝宝能渐渐熟悉爸爸妈妈的声音,并注意到妈妈嘴的动作和声音的联系,也会学习嘴的动作。

十二、让宝宝的耳朵更好使

良好的听觉功能是宝宝智力开发的重要条件,特别是对语言能力的发展起着决定性的作用,可使宝宝在日后的生活与工作中,能够听觉敏锐、记忆牢固、语言出众、音感出众、智力发达,从而在语言、音乐、社交、科学研究和经营管理等各个方面取得突出的成效。不过,宝宝的听觉并不是生来就敏锐杰出,而是需要科学的训练培养,也就是根据宝宝听觉发育的不同阶段,通过听觉游戏加以培养,才能让宝宝听得更清、听得更准、反应更快、记得更牢。

(一)经验分享一:防止宝宝听觉疲劳

婴儿的听觉器官正处在发育阶段,鼓膜、中耳听骨以及内耳听觉细胞都很脆弱,对声波的敏感度很强,很容易产生听觉疲劳。因此,宝宝不宜长时间听节奏明快、优美动听的立体声音乐。父母在给婴儿听音乐促进宝宝智力发育的同时,也要十分慎重地为宝宝选择音乐类型,并根据宝宝发育情况调整音量以及听音乐时间的长短。

（二）经验分享二：妈妈的声音最好听

游戏目的是发展宝宝的听觉，培养母子情感。

妈妈们请注意：刚出生的宝宝就有听觉，尤其对妈妈的声音更为敏感。在对宝宝说话时，动作要轻柔、话语要亲切，脸上充满笑容。

游戏开始啦：在宝宝醒的时候，妈妈将宝宝轻轻地抱起来，跟他面对面，温柔地、亲切地、细声地跟他讲话，内容可以十分广泛，说父母对他的爱、父母对他健康的关怀、大家对他的喜欢、他给父母带来的喜悦等。

先天性听力障碍对于儿童的语言、学习、社交与人格方面的发展会有显著影响。新生儿出生后即做"新生儿听力筛检"，可以早期发现先天性听力障碍，否则可能错过儿童听力、语言发展的黄金时期。一些传染病或发高烧致使内耳受到损害也是造成儿童耳聋的常见原因，家长可以通过在生活中仔细观察，及时发现新生宝宝的听力问题，尽早治疗。

十三、谨防婴儿捂热综合征

婴儿捂热综合征又称"婴儿蒙被综合征"，这种病主要是由于给孩子过度保暖或捂闷过久而引起的。在家给孩子盖被过严、过厚，居室内温度过高或在外出时给孩子包裹过多、过紧时均可能发生。婴儿捂热综合征多见于1岁以内的婴儿，未满月的新生儿尤其多见。一般都发生在寒冷季节，每年11月至次年4月为发病高峰期。患儿多数来自农村，大多数孩子起病前身体健康，少数有咳嗽、流涕、发热、腹泻等感冒或肠道感染症状。新生儿或小婴儿的体表面积相比成人要大，因此，散热也比成人快。如果捂得过久或保暖过度，孩子身体周围的温度会急剧上升，此时又因包裹太多影响散热，而使机体处于高热状态。这时候，人体皮肤上的小血管可出现代偿性扩张，以通过皮肤蒸发也就是出汗和呼吸增快来加速散热，所以孩子会大量出汗，甚至脱水。

婴儿捂热综合征的发病原因是保暖过度，那么如何预防婴儿捂热综合征呢？

冬天时，家长要注意适当给孩子增减衣物，不能把孩子捂得太严实，否则不利于散热。其实孩子衣物的厚度和母亲的差不多就可以了。而且，中午时要随着气温升高而适当让孩子少穿衣服。从户外进到车内、室内，要及时解开孩子的厚外套。只要婴儿的两只脚是暖和的，就说明衣被的厚薄是适当的。另外，家长应注意，不要让孩子含着奶头睡在母亲腋下；冬天不要给孩子盖被过多，或与大人合盖一条棉被；应提倡母婴分睡，以防母亲入睡后不慎捂住孩子的头部，特别是嘴及鼻子，使孩子发生缺氧和身体周围温度过高，引起捂热综合征。此外,出门时不要用衣被将宝宝包裹得太紧太厚,要注意空气流通。

一般来说,新生儿待的室内温度最好在23～24摄氏度,几个月到一岁的婴儿所处的室内温度最好在22摄氏度左右,晚上可适当给孩子添加一床小被子。同时,室内的湿度最好保持在50%～60%。另外,不宜给孩子用电褥子,因为电褥子持续供热,孩子散热差,也容易出现捂热综合征。

最后,家长要学会观察孩子的反应。如果孩子脸色发红、发热、出汗多,首先要看环境温度是否过高,如果室内温度比较适宜,就要考虑是否给孩子穿得太多了,同时要给孩子补充水分。如果孩子尿少,说明孩子存在脱水问题,家长要引起警惕,及时送孩子到医院就诊。

十四、解除婴幼儿打嗝四法

婴幼儿常常因啼哭吃奶、吞咽过急而致打嗝,轻者打嗝几分钟即可自行消失,重者会脸色发青、呼吸困难,从而影响睡眠。

婴儿为什么容易打嗝? 正常的婴儿与成人一样,在胸腔和腹腔之间有一层很薄的肌肉,称为膈肌,它把胸腔和腹腔分隔开来,起到分隔和保护胸、腹腔器官的作用。与成人不同的是,婴儿是以腹式呼吸为主的,膈肌还是婴儿呼吸肌的一部分。当膈肌收缩时,胸腔扩大,引起吸气动作;膈肌松弛时,胸腔容量减少,引起呼气动作。当婴儿吃奶过快或吸入冷空气时,都会使自主神经受到刺激,从而使膈肌发生突然的收缩,引起迅速吸气并发出"嗝"的一声。当婴儿有节律地发出此种声音时,就是所谓的"打嗝"了。

解除婴幼儿打嗝的巧妙方法 ①当宝宝打嗝时,先将宝宝抱起来,轻轻地拍其背,喂点热水。②将宝宝抱起,用一只手的食指尖在宝宝的嘴边或耳边轻轻地挠痒,一般等宝宝发出哭声,打嗝即会自然消失,因为嘴边的神经比较敏感,挠痒可以使其神经放松,打嗝也就消失了。③将宝宝抱起,刺激其足底使其啼哭,以终止膈肌的突然收缩。④不要在宝宝过度饥饿或哭得很凶时喂奶,以免引起打嗝。

应对宝宝打嗝最好是预防 宝妈们应该注意,宝宝在啼哭气郁之时不宜进食,吃奶时要有正确的姿势、体位。吃母乳的宝宝,如母乳很充足,进食时应避免使乳汁流得过快;人工喂养的宝宝,进食时也要避免急、快、冰、烫,吸吮时要少吞慢咽。

十五、宝宝大便什么样才健康

食物被吃进人体后,营养会为人体吸收、利用,其余消化吸收不完全的废物、残渣就会变成排泄物而借着粪便排出去,形成正常、健康的循环。因此,大便是否正常是宝宝健康的晴雨表。

胎粪 新生儿出生后 12 小时,将会排出绿黑色、光滑、黏稠的胎粪,三四天胎便可排尽。若出生 24 小时尚未排胎便,应立即请医生检查。

吃母乳婴儿的大便 正常哺乳宝宝将会排出淡黄色的粪便,一般为糊状或更黏稠一些,不臭,酸性。吃母乳的孩子很少便秘,几乎能吸收所有的东西,废物很少,大便次数较少,每天 2～4 次。

吃配方奶婴儿的粪便 吃配方奶粉的宝宝排便次数较多,粪便质地较吃母乳宝宝的粪便硬,呈淡黄或灰土色,中性或碱性,有臭气,其中常见白色的凝块,每天大便 1～2 次。

添加辅食婴儿的粪便 如因母乳不足,加喂米、面等食物,宝宝大便的臭气增加,颜色变深,为暗褐色。加喂蔬菜后,宝宝大便中可能看到绿色菜屑。喂食含有较高糖分牛奶的宝宝粪便会疏松、变绿或呈凝乳状。

因为每个婴幼儿排便习惯不同,所以每天的排便次数也会不同。临床上,出生 6 个月内的宝宝,每天排便在六七次之内,6～12 个月的宝宝,每天排便两三次,都属于正常现象。另外,宝宝会因为遗传、个性、体质和进食内容不同等因素,有不同的排便形状,如果表现健康、饮食正常,就不必关心粪便变化。排便次数和颜色不能表示出什么问题,以下现象属正常情况:稀薄、不均匀的粪便;绿色的粪便;吃过就有的大便;有时每天大便次数达六次。但是,若粪便气味和含水量出现一些现象,如粪便太稀;绿色便、水样便;粪便中含血或脓液,孩子表现不安,眼圈发黑……这时一定要马上与医生联系。

十六、如何进行日光浴

适当的日光照射可促进宝宝的生长发育,预防佝偻病和贫血,增强肌体的抗病能力。爸爸妈妈们可选择清洁、平坦、干燥、绿化较好、空气流通但又避开强风的地方给宝宝进行日光浴。在宝宝进行日光浴以前,应有 5～7 天或以上的户外活动,这样可以让宝宝有个适应的过程。根据宝宝体质状况,日光浴一般从生后第二个月开始。选择阳光温和的时候,把宝宝抱出去晒太阳,出去时要少穿衣服,尽量露出宝宝皮肤。刚开始可以露出头部、手和脚、臀部,开始每次持续 3～5 分钟,以后可视宝宝的耐受情况,逐渐延长到 15～20 分钟,最长不要超过半小时。日光照射时,爸爸妈妈要观察宝宝反应,如脉搏、呼吸、皮肤发红及出汗情况,以判断宝宝可接受日光照射的时间和强度。

另外,空腹或刚进食后不宜日光浴。当气温超过 30 摄氏度时,要暂停日光浴锻炼。还应注意,当宝宝出汗过多、皮肤发红或日光浴锻炼后出现精神不振、头昏、食欲减退、脉搏增快等异常表现时,应立即停止。

妈妈经验分享：宝宝衣柜忌放樟脑丸

樟脑丸是用来防蛀虫的，其主要成分是萘酚，具有强烈的挥发性。当宝宝穿上放置在有樟脑丸的衣柜中的衣服后，萘酚会通过皮肤进入血液，使红细胞膜发生改变，完整性受影响。红细胞膜的破坏会导致急性溶血，表现为进行性贫血，严重者可发展为心力衰竭，有生命危险。

十七、如何给宝宝抚摩

宝宝出生后接触最多的人是爸爸妈妈，所以父母是宝宝最理想的抚摩者。经常抚摩宝宝可以加强宝宝皮肤的屏障功能，系统科学的抚触有利于宝宝的健康发育，增加抵抗力，促进营养的吸收和利用，还可以增加宝宝睡眠，提升宝宝与父母之间的感情。有些家长把帮宝宝换尿不湿、洗澡、抚摩等都交给保姆和月嫂去做，这也是家长与宝宝的情感建立很慢的主要原因。不妨将一些育儿工作从保姆手里接过来自己做，这些无声的沟通可以促使亲情快速成长。

开始抚摩宝宝时，爸爸妈妈要排除一切不良情绪，保持心情愉快。准备一条柔软的毯子、几条干净的毛巾、一瓶宝宝专用的护肤乳液。从宝宝出生的第二天起，就可以给宝宝按摩。按摩时间开始为5分钟，以后逐渐延长到15～20分钟，每天一次。

让宝宝躺在大人床上，家长在床边，按摩前将乳液倒在掌心，将手搓热。

胸膛和躯干　两手分别从胸部的外下侧向对侧肩部轻轻按摩，然后由上而下反复轻抚宝宝的身体，如果他表现出不舒服的样子，换下一个姿势。这个动作使宝宝呼吸循环更顺畅。

胳膊和双手　用一只手轻握着宝宝的左手并将他的胳膊抬起，用另一只手按摩宝宝左胳膊，从肩膀到手腕，然后按摩每一个手指，轻轻摩擦宝宝的小手，将他的手掌和手指打开，另一侧做同样的动作。这可以增加宝宝手指的灵活性。

腹部　轻轻地用整个手掌按摩宝宝的肋骨到骨盆位置，用手指肚自右上腹滑向右下腹，左上腹滑向左下腹。腹部按摩可以帮助宝宝排气、缓解便秘。

腿部和脚部　用一只手扶着宝宝左脚踝，把左腿抬起，用另一只手按摩宝宝的左腿，从臀部到脚踝，然后用手掌抚摸宝宝的小脚丫，从脚后跟到脚趾自下而上地按摩，另一侧做同样的动作。按摩腿脚能够增强宝宝的协调能力，使宝宝的肢体更灵活。

脸部　用你最柔软的两只手指，由中心向两侧抚摸宝宝的前额。然后顺着鼻梁向鼻尖滑行，从鼻尖滑向鼻子的两侧。

在给宝宝做按摩的时候,不妨放一些轻音乐,同时轻声细语地跟他说话,"给你按摩呀""这是你的大拇指……",可以在按摩的同时,刺激宝宝大脑的发育。但是按摩并不适合所有的宝宝,发高烧、骨折、皮肤感染的宝宝都不能接受按摩,患有其他疾病的宝宝是否能接受按摩应听取医生的意见。

爱心小贴士

按摩时室内光线不要太强,室温最好在 25～28 摄氏度。最佳按摩时间为喂奶 1 小时后,最好在洗澡后或穿衣时进行。

十八、宝宝睡偏头怎么办

宝宝出生后,正常情况下左右头颅应该是对称的,不会有"偏头"一说。但是这个时候宝宝的头部比较软,骨骼发育很快,再加上颈部肌肉也未发育完全,就比较容易受外力影响而变形。很多妈妈初为人母,由于经验不足很容易导致孩子的头睡偏了。

引起宝宝睡偏头的原因主要包括:①妈妈在生产时使用了外力:有时,医生会根据情况采用真空吸引、使用产钳等方法帮助生产,这个时候比较容易形成血肿。宝宝出生后就不愿意侧向血肿处睡,易形成偏头。②妈妈的习惯使然:如果出生后宝宝的左右头颅是对称的,而妈妈经常习惯采取同一个姿势抱宝宝睡觉,这个时候宝宝也容易形成偏头。③营养与遗传疾病等原因:这主要是由于妈妈在孕期的营养不足而导致的头颅畸形或其他一些家族遗传因素而导致的宝宝偏头。

(一)要如何预防宝宝偏头?

经常调换位置:由于天性,妈妈喂奶时宝宝会把头转向妈妈一侧,宝宝在睡觉时一般也都习惯于面向妈妈。为了不影响宝宝头骨的发育,妈妈和宝宝同睡时应经常和宝宝变换位置或者调头睡。

头下垫一些合适的物品:刚出生的宝宝在 3 个月前不需要用枕头或定形枕,因为这样容易造成宝宝的脖颈弯曲,引起呼吸困难。这个时候妈妈可以在宝宝的头下垫一些松软的棉絮或者是质地比较好的纯棉毛巾(叠成长方形块)等物品,以缓解其头部着枕处所受的压力。

经常改变睡姿:前 3 个月是宝宝塑头形的关键时期。从宝宝出生的第一天起,妈妈和宝宝同睡时就应该习惯经常变换姿势,以保持宝宝头部两侧受力均匀。不要让宝宝经常采取同一种睡姿,特别是在白天。

给宝宝适当补钙和维生素 D：为了促进宝宝骨骼的发育，妈妈可给宝宝适当地补充钙质和维生素 D，让宝宝多晒晒太阳等。

（二）宝宝一旦睡偏头了，要如何纠正呢？

宝宝一旦睡偏头了，妈妈应及早想办法给予纠正，因为宝宝的头骨还未完全定形，年龄越小的宝宝，头形越容易纠正。

适度地按摩宝宝的颈部：可以根据宝宝偏头的方向，经常给宝宝的颈部适度按摩一下，以缓解其颈部压力。时间长了会有很好的效果。例如，宝宝的头习惯偏向右侧，就给其右颈部按摩等。

变换位置跟宝宝说话：当宝宝醒着的时候，父母或家人要在宝宝的左右两边跟宝宝说话，不要只在一边跟宝宝说话。特别是偏向于宝宝睡偏头的一边，以便于纠正。

用米袋来固定宝宝的睡姿：若宝宝已经习惯于某种睡姿，不能长久保持纠正后的睡姿，或经常翻回到原来的睡姿，这个时候就比较难办了。妈妈可自制一个米袋，放在宝宝的后枕部以固定其头部。若宝宝是"左偏头"，就让宝宝朝右侧睡，反之则让其朝左侧睡。

米袋要由柔软的纯棉布料做成，适当地做大一些，里面装入适量的大米（米要在锅里炒熟），再将袋口扎紧，然后用两层棉布包裹米袋，以防漏米。

爱心小贴士

2 个月内注意睡姿　宝宝的睡姿在前 2 个月内最重要，因为当宝宝逐渐长大后，其头骨的硬度也跟着变大，骨缝密合，头形就不太会改变了。

3 个月内调整来得及　由于宝宝的头形在 3 个月以后就基本固定了，睡姿也可随意些。所以，如果在 3 个月以内发现宝宝的头睡得有点偏，及早纠正还不算晚。

一周岁半再想纠正很难　一般来说，宝宝在一周岁至一周岁半时，囟门会闭合，意味着宝宝的头形定形了，很难再有所改变。也就是说，爸爸妈妈如果在一周岁半以后才想起来给宝宝纠正头形，那就比较困难了。

宝宝的头形好看固然重要，但是优质睡眠更值得关注，爸爸妈妈们一定要在保证宝宝可以舒适安稳睡觉的前提下，进行头形的调整，可不要因小失大呀！

4～6个月宝宝的日常生活护理

宝宝的进步很快,他不仅苗壮成长,还会满怀好奇心地了解周边的世界,对周围的一切充满兴趣。4～6个月的宝宝也开始会玩儿了,看到玩具也想用手去拿,只是控制手动作的能力还比较差。宝宝睡眠、饮食、大小便都越来越有规律,基本上能够做到定时饮食,定时睡眠。父母一定要合理安排宝宝一天的生活,养成良好的睡眠习惯,适当进行体育锻炼,多带宝宝去户外晒太阳,呼吸新鲜空气。

一、给宝宝冲奶粉的误区家长要注意

对婴儿来说,母乳是最好的食物,但由于一些妈妈奶水不足或不能随时给宝宝母乳喂养,这就使得妈妈们不得不选择给宝宝喝奶粉。很多新手爸妈没有掌握到正确的冲泡方式,为了防止大家在冲奶粉的错误道路上越走越远,下文将给爸妈们科普一下冲奶粉的误区。

(一)误区一:先加奶粉后加水

按照日常习惯,大多家长都会先把粉末状的奶粉倒进奶瓶然后再加水冲。但是这样做其实是不对的,因为每款奶粉都有特定的冲调比例,如果先加奶粉后加水,实际上水量会少于奶粉冲调指示中的标准量,这样就意味着"奶变浓了"。宝宝喝了过浓的奶粉,会增加他的胃肠消化负担,引起消化不良、大便干燥。

正确的冲调顺序应该是先加水后加奶粉,这样做才会使水与奶粉的比例更精确,爸爸妈妈们就再也不用担心奶会浓了,而且先加水后加奶粉还会避免奶粉结块、溶解不均匀,利于宝宝的消化吸收。

(二)误区二:用矿泉水给宝宝冲奶粉

当爸妈的都想给宝宝最好的,买了最好的奶瓶、最好的奶粉,当然要用最好的水来配它们了!但是矿泉水中富含大量的矿物质、磷酸盐,而宝宝的胃肠消化功能还不健全,长期饮用矿泉水会引发宝宝消化不良和便秘。而纯净水同样也不宜用来给宝宝冲奶,因为纯净水经过物理方法加工,去除了杂质、细菌,同时也除去了人体需要的微量元素和益生菌,宝宝长期饮用纯净水不利于营养的摄入。

正确的做法是给宝宝用煮沸但冷却到适宜温度的自来水,即白开水来冲奶粉。

（三）误区三：奶粉冲得太浓

每款奶粉都有自己的冲调比例,但很多家长却觉得按标示的冲调比例冲出来的奶"太稀了,饿着我家宝怎么办？",于是就擅自多加奶粉,可是这样做会加重宝宝的肠道负担和肾脏负担,使消化功能紊乱,宝宝无法完全消化摄入的蛋白质,上火、便秘便会随之出现,久之也会影响宝宝的智力发育。同时,血液中钠的含量过高,也会影响钙的吸收,使宝宝身体发育迟缓、个子矮小。更糟糕的情况是,宝宝喝了过浓的奶,血管壁压力会增加,甚至最后导致毛细血管破裂出血。

正确的做法是严格按照每款奶粉的冲调比例进行严格的冲调搭配,切不可太过随意。另外,在两顿奶间给宝宝喝些水或果汁,能有效帮助宝宝缓解便秘。

（四）误区四：大力搅拌或摇晃

有些家长在冲完奶粉后,为了加快奶粉溶解会上下左右大力摇晃,这种做法其实是错误的。因为大力摇晃会使奶粉产生很多气泡,宝宝喝完有气泡的奶后,会不断地打嗝和吐奶。

正确的做法是冲好奶后双手夹着奶瓶来回轻柔地搓动或沿着同一方向摇晃瓶底,使其在水平面上缓慢旋转,以不产生气泡为宜。如果奶瓶里不慎产生了气泡,应该静止至气泡消失后再给宝宝饮用。

（五）误区五：冲奶粉的水温不合适

在日常生活中,人们已经习惯用煮开的水来冲豆浆、芝麻糊、果汁粉等,所以很多新手妈妈都误以为给宝宝冲奶粉也应该用沸水,但是冲奶粉的水温度过高,会破坏奶粉中的营养成分,使蛋白质、维生素、微量元素的物质结构发生变化,从而失去原有的营养价值。如果水温过低则可能会冲不开奶粉。

正确的做法是仔细阅读每款奶粉罐身或说明书上的冲调方式,等煮沸的水冷却到合适温度再把奶粉倒进去进行冲调。

爱心小贴士

很多家长觉得国外奶粉标准高于国内,喜欢选择海淘奶粉。实际上,近年来,我国婴幼儿配方奶粉的标准越来越高,一直在不断完善相关法律法规和监管制度来加强食品安全的监管力度,国内婴幼儿配方奶粉的质量安全已经提升到了空前的高度。如果要买进口奶粉,合法进口的产品也可以放心购买,而所谓的"海淘奶粉",因为物流和渠道存在着相当大的不确定性,其实是风险最高的,建议家长们慎重购买。

二、让宝宝学会翻身

120天左右的宝宝全身肌肉功能逐渐加强,可以开始学习翻身了。在宝宝的大运动发展里,翻身是第一个里程碑。这个看似简单的动作,对宝宝有着重大的意义,是宝宝开始学习抗重力运动的过程,可以训练宝宝脊柱的肌肉和腰背部肌肉的力量,训练其身体的灵活性,同时,翻身也扩大了宝宝的视野,能提高其认知能力。

开始练习翻身时,宝宝先能从仰卧位翻成侧卧位,以后能翻成俯卧位,再从俯卧位翻到仰卧位。父母可以将玩具在孩子身体上方的一侧慢慢移向另一侧,引诱孩子并帮助他完成翻身动作。150多天的宝宝俯卧时,能用肘支撑着将胸部抬起,但腹部还是靠着床面。到了180多天时,翻身动作已相当灵活了,对于不会翻身的宝宝,我们可以帮助他翻身。

宝宝的第一次翻身,对于爸爸妈妈来说一定是个惊喜,但父母也要注意宝宝的安全,训练过程中,要防止宝宝扭伤手脚,保证宝宝练习的床足够宽,被褥和床单平整,床上不要有坚硬的物品和可能让宝宝吞食的物品。爸爸妈妈帮助宝宝训练一定要多一些耐心,牢牢遵循"宝宝喜欢则继续,宝宝不喜欢就立刻停止训练"的原则,千万不要强迫宝宝。

三、如何挑选婴儿车

婴儿小推车可是宝宝物品中的必备"大件",很多爸爸妈妈从怀孕时就开始挑选。各式各样的婴儿车琳琅满目,到底该怎么挑呢?买回来的婴儿车又该怎么用才能安全放心?婴儿车事关宝宝出行安全,万不可马虎,下面就来一起做功课吧!

(一)婴儿车的种类

卧式推车 带有独立睡篮,看起来像个移动的小婴儿床,适用于6个月以下还不能坐立的宝宝。由于这个年龄段的宝宝太幼小了,出门也都是睡在婴儿车里的,这种推车一般带有睡帘,能保护宝宝免受风沙或蚊虫侵扰。

坐式推车 适合7个月以上能够独自坐立的宝宝。这种推车设计得比较轻便,适合日常遛弯,是不少妈妈的首选。但也正因为轻便这一特点,坐式推车在避震性能和防碰撞方面的表现相对较差。

坐卧两用车 这种推车适合0～3岁的宝宝使用。它结合了前两种推车的特点,设计了三档调节座椅,分别能满足宝宝的坐、卧、躺需求。这种推车实用性强,使用时间范围广,是目前市场上卖得最好的一种推车。

（二）选购婴儿车需要注意什么？

布料 应选择厚实的防潮布料,如带有乙烯涂层的。

转向 尝试推着车子四处转转,看看是否易于控制。看看压下横木能否抬高前轮,越过路缘。

垫子 首先,用两指捏一下坐垫,看厚度和柔软度是否合适。然后,检查垫套是否容易出现褶皱。最后,检查一下衬垫的做工,看看接线缝合是否紧密,有没有开裂的危险。

制动装置 制动装置是婴儿车最重要的一部分。在选购时,必须仔细检查在拉下制动把手时,两个后轮是否能够紧紧咬合,并且在咬合状态下尝试向前推动婴儿车,看它能否移动。另外,制动装置的把手应设置在方便够到的位置。

内部安全 选购时要确保婴儿车内的硬物不存在锋利的边缘,以防使用时伤到宝宝。

折叠和安全锁 试着折叠和架起婴儿车,看看是否易于操作。检查安全锁,确保车子不会意外合拢。

近年来,有一些孩子被婴儿车夹伤、摔伤、翻车或滑脱失控的事例。总结起来,很多时候是因为父母们的不当操作而使宝宝受到伤害。

（三）婴儿车使用误区

随意离开推车 很多家长经常一边推着宝宝一边购物,稍不留神就松开了婴儿车,如果这时婴儿车被推开、被撞翻,或是宝宝爬上爬下翻出推车,甚至被陌生人抱走……都是非常危险的！家长们可千万不要随意离开推车,要时刻关注宝宝的安全。

连人带车一起搬 经常见到家长将宝宝和推车一起搬上台阶,这种做法是很危险的。推车上的折叠装置如果滑动或失灵,宝宝会被挤压在车内,造成呼吸不畅,严重者甚至有生命危险。

不系安全带 出门在外,难免会遇到路面颠簸、左摇右晃的情况。如果不将宝宝固定住,就很容易导致其脊椎及身体受伤。此外,若是调皮的宝宝在推车上上蹿下跳,就有掉下来或导致翻车的危险！

停车不踩刹车 一切的危险都发生在"一不小心"时,即便是临时要停车,也一定要记得踩刹车,因为如果不小心松手了,就可能导致推车滑向远处,发生危险。

车上挂玩具 不要在婴儿车上挂各种各样的玩具来逗宝宝,因为推车晃动时玩具也会晃动,如果宝宝一直盯着,眼睛不停调整焦距,容易疲劳,可能导致视力受损。

四、宝宝会抓东西了

宝宝手部的动作有着重大的发展,开始有了随意的抓握动作,并出现手眼的协调和五指的分化。宝宝刚开始抓握东西时,眼和手的动作是不协调的,经过多次反复地抚摸、抓握物体,视觉、触觉与手的运动之间发生了联系,逐步开始有了手眼的协调。这时期的宝宝对空间位置的辨别能力尚差,对距离的知觉还不够精确,虽然能抓住东西,但抓得不稳,不够准确。

同样,当宝宝开始抓握东西时,通常不是手指动作,而是整个手掌一把抓,到了150~180天,大拇指才逐渐和其他四个手指相对起来,这是向手动作发展的第一步。这时期的宝宝还喜欢在自己胸前玩弄和观看双手,对自己的双手产生兴趣,喜欢把两个手握在一起。抓了东西喜欢放到嘴里,喜欢抓东西,抓起来后又喜欢放下或扔掉,或把东西抓在手里敲打。

训练手部的动作,可以在宝宝的周围放一些玩具或在小床上方悬挂一些玩具,如拨浪鼓、响铃、圆环等,让孩子能看到并可以伸手抓到,以锻炼手部抓握的能力及手眼协调能力。

(一)注意宝宝异物入口

宝宝开始能抓握玩具及物体时,在宝宝的手能够着的地方有什么东西,他都有可能会抓起来甚至放到嘴里。因此,在宝宝经常接触和活动的地方,如宝宝睡的小床、成人的大床、童车、成人常抱他接触的桌边等处,不要摆放烟灰缸、硬币、别针、发夹、花生米、瓜子、豆类、纽扣电池及药片等物品。

(二)给宝宝玩的东西都要稍微大一些

凡是给宝宝玩的东西,都要稍微大一些,球的直径不小于2厘米,有的玩具可连接在一起,如小木珠、小铃铛可串在一起,这样可防止婴儿把东西塞在口内,但应注意,串珠的绳子一定要结实,还应注意不要用过小的食物逗引婴儿或让其舔食。

五、训练宝宝学坐

随着头部颈肌发育的成熟,宝宝开始靠坐在大人怀里看世界,坐在大人膝盖上玩,腰部肌肉逐渐开始发育了。训练宝宝学坐就从增强腰、背部肌肉力量和宝宝的平衡能力开始。由于发育有一定差异,有些宝宝学坐会稍晚些。

从120天起,爸爸妈妈就可以每天和宝宝玩拉坐起游戏来训练宝宝的腰肌。宝宝先仰卧在床上,爸爸妈妈握住他的双手腕部,面对孩子,一边和他说话,一边慢慢将其从仰卧位拉到坐位,然后再慢慢让宝宝躺下去,每次可以连续做两个八拍。

150 天时,可以让宝宝靠着沙发坐或靠在家长胸前坐来进行靠坐练习,也可以在大床上用几个大垫子围成一个三角形让宝宝靠坐在其中。

刚开始训练坐时,宝宝经常会左右摇摆或身子前倾,但没多久,妈妈就会发现宝宝已能挺直腰部,稳稳地靠坐在那儿了,偶尔身体前倾,妈妈可教他用双手在前支撑一下。进入 6 个月后,大多数宝宝已能稳稳独坐在那儿,此时,在宝宝面前放些玩具供他抓取玩耍,他可以独自坐在那儿,玩耍好一会儿。坐的训练在开始阶段一般每次几分钟即可,逐渐可以延长至 15～20 分钟。

宝宝六七个月时,可以控制腰椎以及相应的腰、背部肌肉,就能学习独坐了。父母们应注意,如果宝宝到了 180 天尚不会靠坐,8 个月不会独坐,应及时带孩子去医院检查。

爱心小贴士

宝宝学坐要在硬床上,才能锻炼增强宝宝腰、背部肌肉力量以及增进平衡作用。刚学坐,平衡能力差,要做好宝宝的保护。

六、怎样保护宝宝眼睛

眼睛是宝宝探知外面精彩世界的窗户,1～6 岁是视觉发育的关键时期和可塑阶段。初生婴儿眼轴较短,会有不同程度的远视。眼睛及视觉以渐进的方式持续发育,1 个月可看见近处的物体移动,6～8 个月的视力为 0.06～0.1,1 岁的视力为 0.2,然后逐渐发育,3 岁视力为 0.7,5 岁的视力可达 1.0,6 岁视力才能达到成人的水平。

宝宝居住、玩耍的房间应窗户较大、光线较强,家具和墙壁最好是明快的淡色,如粉色、奶油色等。如果自然光不足可加用人工照明,人工照明最好选用柔和灯,一般电灯泡照明最好再加上乳白色的圆球形灯罩,以免光线刺激眼睛导致疲劳。婴幼儿应避免频繁地面对闪光灯等强烈的光线,以免造成视网膜损伤。

3 岁前的孩子每周看电视最好不多于两次,每次不超过 15 分钟,3～4 岁孩子看电视每次不超过 30 分钟,5～7 岁不超过 60 分钟。最好让宝宝坐在电视机的正前方,如果坐在旁侧,观察角不应小于 45 度。电视机的屏幕中心最好与宝宝的眼睛处在同一水平线上或稍微低一些,眼睛距离屏幕一般是电视机屏幕对角线的 4～6 倍,最好在座位的后面安装一个 8 瓦的小灯泡,可以减轻看电视时的视力疲劳。

宝宝看图书、画画等时坐姿要端正,阅读时离书本 35 厘米,每次阅读的时间不超过 20 分钟,不让宝宝躺着或坐车时看书,以免视力紧张、疲劳。弱视的小朋友须配合医嘱配戴眼镜或遮眼治疗、弱视训练。宝宝的洗脸用品,如毛巾、脸盆等,应单独使用,不要与家人混用。洗脸时先用清洁的毛巾擦洗眼睛,然后再洗其他部位,以免感染眼疾。

给予宝宝富含维生素 A 的食物,如动物肝脏、鱼肝油、蛋黄、牛奶、虾皮、豆类、瘦肉、蘑菇等,富含叶黄素的蔬菜及水果(菠菜叶黄素含量高,青豆、莴苣、西兰花、南瓜、玉米含量中等,绿豆、胡萝卜、青椒、芹菜含量低)。

七、宝宝斜视要及早治疗

刚出生的宝宝眼球发育还没有成熟,直径很短,缺乏用双眼注视物体的能力,这样就会出现暂时性的斜视,到 6 个月时会完全恢复。如果 6 个月以上的宝宝仍有斜视,应及早矫正,并定期追踪检查,对于后天性斜视,若积极采取预防措施,完全可以避免。

早期治疗取决于早期发现。家长要了解宝宝的视力发展情况,如 90～180 天,将玩具放在宝宝眼前方 30 厘米左右,继而上下左右移动,宝宝的双眼和头能随玩具移动;7～8 个月,宝宝看由远而近的玩具时,眼球运动可以从原来的正位随玩具移动,双眼球向内移动。

更加重要的是,应注意预防斜视。平时要让孩子双眼正视物体,玩具多角度悬挂,距离宝宝不能太近,应该间隔 40 厘米以上。父母应该不时将孩子从床上抱起来,通过孩子眼球的转动,增强眼肌和神经的协调能力。有的孩子看远时正常,看近时又成了"斗鸡眼",这可能是由远视眼引起的,也需要及时治疗。

八、宝宝每天需要多少睡眠

睡眠与宝宝的身心健康关系十分密切。孩子大脑容易疲劳,除了吃,大部分时间都是在睡眠中度过的,若睡眠不足,孩子会烦躁不安、食欲缺乏,影响体重的增长,而且还可能造成抵抗力低下。所以,应逐步养成良好的睡眠习惯,最好让宝宝独睡一床,白天定时喂奶、护理,夜间充分睡眠。

新生儿 每天会睡 16～18 小时,通常会一口气睡上 2～4 小时,有时甚至不分昼夜,白天呼呼大睡,晚上精力旺盛不睡觉,也就是常说的"睡倒觉"。随着生物钟调整,逐渐在晚上睡得稍微比白天的时间长一些。

3 个月的宝宝 每次睡眠持续 3～4 小时,一般白天睡 5 个小时,夜里睡 10 个小时,父母应帮助宝宝早些养成良好的睡眠习惯。

6个月宝宝 可能在上午和下午各有一次小睡,每次1~2小时,在晚上睡11~12个小时。宝宝几乎不再需要夜间吃奶,可以一觉睡到天亮了。

8~9个月宝宝 开始依恋大人,会在半夜起来哭闹。如果想要他自己睡,只要确信他没有病或者需要换尿布,尽量不要抱起他,给他五分钟时间让他平静下来接着睡觉。如果他不愿意,轻轻说话,抚摩他的背部让他安静下来。几天后,就发现宝宝容易入睡了。

1~3岁儿童 睡眠10~13个小时,入睡时间固定能帮助孩子放松入眠,不必强迫孩子在白天打盹,除非他很疲劳。

4~6岁儿童 每天晚上睡眠10~12个小时,大多数幼儿园都有一段午休时间,孩子们可以得到休息。

九、培养良好的睡眠习惯

正常的新生儿可以说昼夜不分,吃饱奶水后会很快进入睡眠状态,睡醒后接着吸吮乳汁,然后再睡。一直到4~5个月才逐渐形成规律。

等宝宝14天时,你可以让你的小宝贝懂得区分白天和夜晚。在白天,给孩子喂奶的时候,要多同他说话。而到了晚上,小家伙醒来吃奶时不要和他玩,屋里光线调暗一些,保持周围安静,喂奶、换尿布时尽量将声音放低或不说话。不久,宝宝就会意识到晚上是睡觉的时间了。

逐步养成睡觉规律。尽量下午4~5点钟以后不要让宝宝睡觉,到晚上7点钟左右再给宝宝做睡觉准备,如洗澡、阅读、唱歌。每天同一顺序,宝宝将把这些活动和睡眠联系在一起,最终他会开始明白并在晚上的时候睡得更多。

等宝宝长到6~8周时,在宝宝困倦但还清醒时把他放到床上,开始让宝宝自己入睡。开始独睡时不妨打开他和父母之间的房门,使两个空间连接起来。让宝贝在睡前保持愉快心情,给他一个最喜欢的软毛填塞玩具或者其他喜爱的东西帮助他入睡。

晚饭不要吃得太多、太饱,睡前1~2小时内,不要进食不易消化的食物,睡前不要饮水太多。睡前洗澡有利于入睡,若冬季室温较低,睡前应洗脸、洗脚、清洗外阴。

到7~8个月时,80%的婴儿白天偶尔睡一下、晚上睡觉。

到1岁时,孩子已接近成人的生活规律。

3~6岁的孩子,每天还应午睡2~3小时。

7~9个月宝宝的日常生活护理

经过前几个月的不懈努力,宝宝开始有了日新月异的变化,给父母带来一个个惊喜。他摇摆着坐起来,他会爬了,他对周围的一切感到好奇,用手碰、用嘴舔。这个阶段,妈妈要特别注意发展宝宝的语言能力。除了宝宝的语言能力以外,家长们也要特别注意其他方面。

一、"动作"语言期的宝宝

半岁后的宝宝会咿呀学语,发出几个没有词义的音节,大人要利用一切机会跟他谈话,要引导他观察说话时的口形,观察成人的面部表情,懂得喜、怒、哀、乐。谈话要简单、准确,有充足的时间,使之成为愉快的享受。

宝宝开始用动作表达意思通常为7~8个月,如说"再见",一边说一边让宝宝摆手,大人也边说"再见"边向他摆手,使孩子把摆手的动作与再见联系起来,逐渐懂得这个词的意思。还有拍手表示"欢迎",点头表示"谢谢"等,训练他按照家长的话做出相应动作,加深对语言的理解。当然,让宝宝学习用动作表示语言的前提是他能听懂大人的话。

9个月的宝宝能把一些词和常用的物体联系起来,应有意训练其语言和动作的联系,如"谢谢""再见"。爸爸给宝宝玩具或食物时,妈妈在一旁要讲"谢谢",并要宝宝模仿点头或鞠躬的动作以表示"谢谢"。通过逐渐训练,使他一听到"谢谢"就鞠躬或点头。要注意教会一种动作后再教另一种,一般训练学习一种动作需1~2周才能稳定巩固,并且以后还需经常做。

10~11个月的宝宝,已经能够理解常用词语的意思,学会一些表示词义的动作。例如,问"你几岁了",他会竖起食指向你表示自己1岁,还能把语言和表情结合在一起,如他不想要的东西,他会一边摇头一边说"不"。要鼓励宝宝表达意见,对宝宝每一个小小的成绩,都要随时给予表扬,表扬的结果又促进宝宝言语动作及智力的发展,今后宝宝与家长之间的交流就更方便了。

二、半岁后宝宝为何易生病

6个月以内的宝宝很少生病,可是6个月以后,宝宝却明显变得爱生病了,这主要是因为宝宝出生后的6个月内,体内仍有来自母体的抗体,可以对抗外界各种病菌,因此小于6个月的宝宝很少会患病。但是6个月后,宝宝体内的这种抗体逐渐分解代谢以致消失,而宝宝自身免疫系统还没发育成熟,分泌抗体的水平不足以弥补消耗的数量,宝宝变得爱生病了,如患各种传染病以及呼吸道和消化道的其他感染性疾病,感冒、肺炎和腹泻等尤其常见。也正因为此,预防传染病和各种感染性疾病是宝宝保健的主要内容。

定期健康检查,以便及时发现生长发育中的偏移,及时干预,促进宝宝更加健康等。

按期预防接种,这是预防宝宝传染病的有效措施。

合理营养膳食,加喂辅食后,仍应保持每天3次以上的母乳喂养,人工喂养的宝宝除进食辅食外,应保证每天喂牛奶600毫升。

保证充足睡眠,进行体格锻炼,给宝宝做体操和日光浴,还可多带宝宝到户外活动,多晒太阳和多呼吸新鲜空气,同时外出时要多准备衣服,以免着凉。

三、谨防宝宝坠床

有的家长说:"不就是从床上摔下来吗,没什么大不了的,有几个孩子没掉下过床?"这在大多数人看来是再平常不过的小意外,但也有不少孩子因为这一摔而和家长天人永隔!因宝宝坠床造成的悲剧数不胜数,儿童伤害病例中,跌倒/坠落是急诊病例最常见的伤害类型。其中,家是伤害发生最多的场所。儿童头部占全身比重较大,头骨发育不完全,从高处坠落时若头部着地,头骨起不到很好的保护作用,极易引发头骨和大脑之间或大脑内的细小血管破裂、出血进而压迫大脑,造成颅内损伤,甚至死亡……

(一)宝宝坠床重在预防

宝宝坠床后,比宝宝更痛苦的一定是家长,自责、痛苦、愧疚……可想而知。但是要清楚,凡事重在预防,平时一定不能让宝宝离开你的视线,有时危险就在你一转身的那几秒钟内。预防宝宝坠床,可以这样做:

给床加护栏　栅栏高度:高出床垫50厘米,若栅栏太低,宝宝站立时随时有坠床的危险。栅栏间距:栅栏的间距不超过6厘米,若栅栏间距过大,宝宝可能把脑袋和小手小脚伸出去,卡在两个栅栏之间。

床下软垫　如果家长有事暂时离开,一定要将宝宝放置于柔软的地毯上,且最好在视线内。家长可以选择一款防摔地垫,就算宝宝从床上摔下来,也会减少头部与地板的撞击。

至少有一个专门看护宝宝的人　家里人多,尽量保证有一个人是专门看孩子的,不要认为多人看护万无一失,其实这样更容易出现责任分散。妈妈认为奶奶在盯着,奶奶以为妈妈在看着,结果两个人都没留神,宝宝就坠床了。

四、宝宝爱出汗怎么办

宝宝爱出汗的原因　宝宝比较爱出汗,这是因为小儿体内的新陈代谢旺盛,产热多。出汗是体内散热的主要方式,再加上小儿神经系统发育不完善,调节功能差,因此爱出汗。

宝宝出汗多但不是生病的情况　如果宝宝只是单纯地出汗多,但精神、面色、食欲均很好,吃、喝、玩、睡都正常,那出汗就只是一种自然的生理现象,不会影响宝宝的生长发育,也不是生病。如果宝宝出汗浸透了衣物,可以用吸汗巾为孩子轻轻擦拭身体,及时给宝宝换上干爽的衣服,以免汗液蒸发带走热量,让孩子感觉到冷。

宝宝因患疾病而出汗多 病理上,有几个原因易引起小孩爱出汗。一个是缺钙,如果缺钙,会导致神经系统调节不畅。这类情况的表现有:刚入睡时汗多,而且主要在头、脖子两个部位。还有可能表现为烦躁、入睡困难、喜欢抓自己的头发、爱哭等。这种缺钙的现象,在 4 个月～3 岁孩子间容易出现。轻度的缺钙可以通过补充鱼肝油和含碳酸钙的补钙产品等恢复。严重时则会出现漏斗胸等症状,这就要找医生进行专业治疗了。

此外,患有活动性佝偻病、结核病和其他神经血管疾病以及慢性消耗性疾病的孩子也容易出汗。不过,这些病均需要专门检查才能发现。家长如发现孩子有不正常情况的出汗,同时伴有其他症状,如面色苍白、食欲缺乏、睡眠不稳、低烧或咳嗽等,应该去医院检查,找出病因及时治疗。

五、为宝宝买双合适的鞋

穿鞋除了美观之外,最主要的功能是保护脚。在宝宝开始走路之前,没必要给他穿鞋,除非室内或地板上特别凉。开始学走路后,最好穿软底布鞋,且鞋要比宝宝的脚略宽。

宝宝脚底开始时是平的,当能够扶站、练习行走后,需要用脚支撑身体重量,脚弓逐渐形成,这时给宝宝穿一双合适的鞋非常重要。为了使脚正常发育,使足部关节受压均匀,保护足弓,要给他们穿硬底布鞋,挑选时要注意以下几个方面:

首先,根据孩子的脚形、脚的尺寸选择,鞋子大小以孩子站起来,脚趾碰到鞋尖,脚后跟可塞进大人一个手指为宜。

其次,鞋子质地要轻便、柔软、透气;鞋底应软硬适度,宜选择橡胶底或布底,有弹性而不滑,手指稍用力可弯曲。如果鞋底较滑,可以用砂纸磨粗一些。鞋面柔软、安全,以布或软皮制的为好,鞋子应没有细小、容易吞下的小饰物,鞋帮要结实不宜变形。宝宝脚背厚度不一,买脚面有调节扣带的鞋可使宝宝穿得舒适。

再次,给学步的孩子买鞋,鞋底和鞋帮应有一定厚度,能保护宝宝的脚不受粗糙地面或其他尖锐物品的伤害。此外,宝宝的脚长得非常快,每隔 3 个月,就要检查一下宝宝的脚,判断是否需换一双大一点的鞋。

最后,给孩子买鞋,最好带孩子一起去试穿,真正做到心中有数。

六、预防爬行潜在的危险

爬行既能锻炼宝宝全身肌肉的力量和协调能力,又能增强小脑的平衡与反应的联系,这种联系对宝宝日后学习语言和阅读会有良好的影响。7个月是宝宝学爬的黄金期,所以家长们一定要抓住这个机会让宝宝学爬。当宝宝爬到四处活动后,家长需格外留神,以防发生危险。在宝宝学爬行的过程中,要注意宝宝时刻都在家人的视线范围内,并且收拾好家里的物品,以免对宝宝造成伤害。

宝宝在7个月时多匍匐爬行,以腹部蠕动,四肢不规则地划动,往往不是向前,而是向后退,或者在原地转动;到八九个月时,发展为四肢爬行,用手和膝盖爬行;最后发展为两臂和两脚都伸直,用手和脚爬行。

为了不限制孩子爬行活动,家长应当把屋子地面打扫干净,铺上地毯、棉垫或塑料地板块,创造一个有足够面积的爬行运动场。

7~9个月的宝宝碰到东西就往嘴里塞,如果把纽扣、硬币、别针、耳钉、小豆豆等吞下去,就会有危险。因此,屋子里各个角落都要打扫干净,注意卫生清洁,任何可能导致意外的东西都要收拾起来。大人的药、香烟、化妆品都要锁起来或放在孩子爬不到、摸不着的地方。

孩子因好奇可能会把小手塞进电器插座内,而发生触电危险,因此,练习爬行时,家长要守候在孩子的身边,室内的电线要绝对安全,不能破损或漏电,电源插座用胶布包好等。

还有一些想不到的危险,例如,孩子可能将塑料口袋套在头上导致窒息;放在桌上的热水瓶、茶具、花盆、热的饭菜等,尽管孩子够不着,但他有可能抓住拖到地面上的桌布,把桌布上面的物品拉下来,砸或烫着自己;孩子撞到棱角比较尖锐的桌角、墙角等处导致撞伤;家长更应注意预防这种类型的危险发生。

💗 10~12个月宝宝的日常生活护理 💗

10~12个月的宝宝,运动发育明显加速,从抬头、坐、爬到了可以站立起来,能看懂大人的表情,听懂大人的语气。宝宝的营养需求也在加大,需要丰富、均衡、合理的营养。父母正确的态度和行为能使宝宝形成良好的行为习惯。

一、让孩子开步的诀窍

10个月时,宝宝的手脚动作大多已能够很好协调,他能扶着家具自己站起来,下一步是开始扶着家具向一边拖着脚走,最后在没有人扶的情况下,自己开始摇摇摆摆地迈出最初的几步,但不是很稳,通常需要伸出双手来保持身体的平衡。这个阶段,孩子会经常跌倒,这时父母应鼓励他自己爬起来,鼓励他"再来一次"。这样,在一次次跌倒、爬起、起步走的过程中,孩子学会了如何保持身体平衡,学会了如何行走自如。

有些孩子生性胆怯,一开始不敢独自开步走,这时父母可采用以下几个方法帮助他学走路:①孩子与你面对面,让孩子的双脚分别站在你的双脚背上,握住他的双手,然后你左右交替一步一步向后退,带动他左右交替向前迈步。②让孩子站在床沿或长沙发的一头,你在旁用玩具逗引他移步走。③让宝宝牵着父母双手或单手走路。④父母面对面蹲下拉起手,让孩子在这段距离内行走。

爱心小贴士

开始学步时,不要给宝宝穿袜子,以防滑倒;每次训练前,让他排尿,撤掉尿布,减轻下半身的负担;注意适当保护,避免摔伤磕碰;每天练习时间不宜过长。

二、预防婴儿断奶综合征

当决定给孩子断奶时,就突然中止哺喂,或者采取母亲与孩子隔离几天等方式;或者在孩子断奶后没有给予正确的喂养,孩子需要的蛋白质没得到足量供应,长此以往,会造成婴幼儿蛋白质缺乏,可出现表情淡漠、头发由黑变棕、兴奋性增加、容易哭闹、哭声细弱无力等症状。这些都是由于断奶不当引起的不良现象,医学上称为"断奶综合征"。

正确的断奶方法 其实,有些妈妈把断奶理解为一个截断过程是错误的。孩子如突然断奶而改喂粥及其他辅食,心理上和精神上的不适应要比消化道的不适应更为严重。如果妈妈因断奶而与孩子暂时分开,则孩子在精神上受到的打击更大。蛋白质摄入不足和精神上的不安会使孩子消极,抵抗力下降,易患发热、感冒、腹泻等病。预防断奶综合征的关键在于合理喂养和断奶后注意补充足够的蛋白质。正确的断奶方法是将婴儿期以母乳为主的饮食逐步过渡到以粥、饭为主,逐渐添加各种辅助食品,直至接近成人饮食。

最佳断奶时间 正常发育的孩子1岁左右就该断奶,最好不超过1岁半。春秋季节,孩子健康状况良好时断奶最佳。一般不宜在夏天断奶,因夏天易发生消化道疾病。

孩子断奶后的喂养 为了使孩子适应断奶后的营养供应,应从出生后4个月开始吃米粉,6个月可喂蛋汤、菜泥等,7~8个月可喂蛋糕、鱼肉松等,以后可吃粥、面条、饼干、肉等。孩子的食物应单独做,要求精细干净,并要煮烂,不要吃大人的食物或大人嚼过的食物。如果出现断奶综合征,应积极进行饮食调整,给予每日每千克体重1～1.5克蛋白质,同时多吃些新鲜蔬菜和水果来补足维生素,这样孩子就会很快获得好转和痊愈。

三、培养宝宝正确地看电视

目前,电视已深深地融入我们的生活之中,让宝宝看电视,会引起一些人的反对,怕对宝宝的视力有不良影响。其实,若宝宝看电视的方法正确,看电视对宝宝还是有很多好处的,可以发展宝宝的感知能力,培养其注意力,防止怯生。

不能把电视当作照看宝宝的器具 10个月以后的宝宝,看了电视以后会做出各种反应。但不能因此就把电视当成照看宝宝的器具,让他坐在电视机前一味地看是有害的。因为宝宝的视力差,往往容易靠得太近。如果想看,要让宝宝在离电视机2米远的正面看,时间不要超过15分钟。

电视内容的选择 看电视的内容要有选择,一般来说,宝宝喜欢看有声、有色、有图的电视节目,如儿童节目、动画片、动物世界等,这些电视内容都可作为宝宝看电视的内容。但要注意,每次看电视可选择1～2个内容,声音不应过大,以使宝宝产生愉快情绪,而且不疲劳。

吃饭时不要看电视 若吃饭时看电视,宝宝往往会被电视节目吸引住而不肯吃饭,影响食物的消化吸收,故吃饭时不要看电视。

四、教宝宝自己吃饭

1岁左右的孩子往往吵着要自己吃饭,不要妈妈喂,在饭桌上和妈妈抢着抓勺子。但真的让他自己动手时,又笨手笨脚弄得满地都是饭菜。妈妈要知道,帮宝宝学会自己吃饭是此时的最佳对策,也可帮助他将来独立生活迈开重要的一步。

一般,宝宝到了7～9月大时小手的抓取物品能力已发育良好,能准确地用拇指和食指拣取任何食物并把它放入口中。他开始喜欢自己捧奶瓶喝奶、抓饼干吃等,父母也就从这个年龄开始给他一些小食品自己拿着吃,教他自己捧杯子喝奶等,渐渐等他的小手功能更加灵巧了,再开始让宝宝学着用小勺来吃东西。学会用小勺进食为他自己吃饭打下了成功的基础。

孩子刚开始自己动手吃饭时,往往不是吃得一片狼藉,就是慢条斯理、左右扒拉不进口。此时切不可因此训斥他,应该鼓励他再试试,也可在一旁示范给孩子看,教会他一些握勺、取食、平衡等技巧,直到他顺利完成。

通过帮宝宝学会自己吃饭,不仅可以培养他独立生活的能力,而且可以训练他小手的灵巧功能,对促进大脑皮层的发育成熟有不可忽视的作用。俗话说"心灵手巧",通过日常生活锻炼双手的功能,手越来越灵巧,大脑也在不断地接受外界信息刺激中逐渐发育成熟起来。

五、培养学习习惯

过去,一般父母都认为是在宝宝上小学后,或上幼儿园后才开始培养学习习惯,其实,现在有好多早教专家认为,宝宝的学习习惯在婴幼儿时期就该开始培养。那么,对于一个还不满1岁,不会完全表达自己意愿的宝宝来说,该如何培养他的学习习惯呢?父母要根据宝宝的特点,以兴趣为原则进行诱导,而不是以教育大宝宝的方式教育这么小的宝宝。

准备各种实物的彩色图片　让宝宝耳濡目染,经常被熏陶。身教胜于言传,如果父母都热爱学习,这便是对宝宝的最大鼓励。在学习气氛浓厚的环境中长大的宝宝,往往对学习有着浓厚的兴趣。父母应该尽量给宝宝从小营造一个良好的学习氛围,如宁静幽雅的书房、丰富的藏书、全家人一起学习的温馨时刻等,让宝宝觉得学习是一件父母都很喜欢做而且很有趣的事情。

训练宝宝的专注力　虽然宝宝还小,但也要养成投入地做一件事情的习惯,这是养成良好学习习惯的保障,也是宝宝将来做任何事情都必须具备的一种素质。对于幼小的宝宝,可通过做游戏训练他的注意力。在做游戏时,父母要通过玩具、动作、表情、声音等多种方法吸引宝宝的注意力,让宝宝投入到游戏中去。切忌在宝宝心不在焉时强迫他做某件事情。如果宝宝精神不集中,可暂停游戏,或选一个宝宝注意力集中的时候再做。

陪伴是宝宝最大的快乐和满足　有时候,对于宝宝一个人不愿意做的事情,如果有父母参与他便会很乐意去做。在学习方面,父母可尽量多陪宝宝,如抽时间给宝宝讲故事、唱儿歌,多给宝宝朗读各种文学作品,多与宝宝一起做游戏等。但是,这种陪伴要有一定的技巧和尺度,要明白陪伴宝宝是为了让他感到有趣,是为了给他创造更多的乐趣,而不是为了帮助他,也不是一味地娇惯他而使他养成凡事都依赖父母的习惯。

时间上的提醒　宝宝因为年龄小,时间观念很模糊,在这点上宝宝很需要父母的提醒和帮助。父母可给宝宝大致制订一个简单的计划,如早晨玩什么游戏,认识什么物体,下午听儿歌还是看画册,晚上看电视还是听故事,到时候可诱导宝宝轻松开始,但要灵活变动,不要将时间点掐得太准,一到时间就强迫宝宝干某事反而适得其反。

1～6 岁宝宝的日常生活护理

宝宝都会经历从开始蹒跚学步、摇摆不稳,到能独立行走、爬楼梯、四处奔跑的过程,但由于缺乏生活经验和安全意识,控制行动能力较弱,容易发生摔伤、撞伤的危险。因此,环境安全对宝宝最重要。此外,宝宝要面对入托入园的问题,家长应从心理和生理方面做好对宝宝的呵护。

一、宝宝不愿多说话怎样解决

要有目的、有计划地进行训练　许多父母在对宝宝进行语言能力培养和训练时,往往缺乏计划性、目的性、系统性和持久性。一些父母在宝宝牙牙学语时,往往出于逗宝宝玩的目的教他说话,而到宝宝 2～3 岁时,错误地认为宝宝大了自然就会说话而撒手不管,以致错过了宝宝语言发展的关键期。因此,父母们要注意有目的、有计划地培养和训练宝宝的语言能力,让宝宝多说话,从而能顺利表达出自己想说的内容。

创造良好的语言学习环境　家庭成员的语言水平、文化修养、家庭藏书情况、父母对宝宝教育的兴趣等,都对宝宝的语言能力发展有很大的影响。家庭成员如果说话粗俗、词汇贫乏,必然会从负面影响宝宝。

父母还要注意防止宝宝口吃　宝宝在此时容易发生口吃。父母要注意不要讥笑宝宝,也不要让他与很善辩的宝宝在一起议论问题。因为想说话却没有机会,会使宝宝更加心急,结果反倒造成口吃。父母还要禁止宝宝因出于好奇而去模仿口吃的人说话。发现宝宝口吃时,切忌厉声责备,否则宝宝受到刺激后着急,又张不开口,结果说话结结巴巴。

父母们应该鼓励宝宝慢慢讲,把话说清楚,或者是换一句话,改变他的语言习惯,让他动脑筋,想好了再说。也可加强对宝宝的口语训练,教宝宝唱歌、讲故事,采取多种方式锻炼他说话。这样宝宝就敢开口说话了。

二、轻松训练宝宝大小便

就宝宝大小便这个问题,很多爸妈总着急上火。其实,不管哪个育儿专家,都传达出一个理念,训练孩子如厕绝不是一件心急的事情。尽管有些宝宝 20 个月就能在白天控制大小便,但大多数宝宝依然是到 2～3 岁才能较好地掌握这项技能。

(一)什么时候训练宝宝大小便?

一般来说,1.5～2 岁训练宝宝大小便最为合适。但是宝宝的发育因人而异,家长没有必要盲目攀比,什么时候训练宝宝独自使用马桶要视具体情况而定。

(二)大小便训练,男女有别

大小便训练和学习其他技能有所区别,当宝宝有了性别意识之后,家长给宝宝训练大小便也要区别对待。

男宝宝

(1)先训练坐再训练站:因为大小便通常是一起排泄,所以即使是男宝宝,训练如厕的时候也要从坐开始。这样,宝宝就会知道,大小便都要在便盆里完成。如果先教宝宝站着小便,他们很可能会因可随意控制小便的方向而分散注意力。

(2)从模仿开始:这个阶段的宝宝大多从模仿开始学习,可以让他模仿爸爸上厕所。也许宝宝会产生疑问,为什么爸爸站着小便,妈妈要坐着。这个时候,家长可以给孩子解释性别和如厕的区别。

(3)用游戏训练:游戏训练主要是用来训练宝宝小便的,国外很多父亲为了训练男宝宝文明小便,会把他们带到马桶或者尿盆旁,在水里丢一个圈,让孩子对准"开火"。

女宝宝

(1)模仿妈妈如厕:家有女儿的话,如厕主要靠妈妈来训练。刚开始的时候,可以给她们选择可爱的坐便盆,等大一些的时候再训练蹲坑。需要注意的是,在训练女孩子便后擦屁屁的时候,要从前往后擦,避免污便感染尿路。

(2)宝宝衣着要简单:很多妈妈都喜欢把女儿打扮得美美的,但在训练宝宝如厕的这段时间,应尽量选择简单的衣物。孩子大小便之前经常会憋到不能憋的时候才会告诉大人。如果穿着过于复杂,很可能因为脱裤子受挫而尿裤子。

(三)训练宝宝如厕具体步骤

(1)家长要知道宝宝什么时候排便,细心的妈妈通过仔细观察和记录,一定可以掌握宝宝大小便的信号。一般宝宝出现哭闹不安、夹紧双腿、捂着私处、皱眉发抖、不集中注意力等现象,就要排便了。

(2)带宝宝来到坐便器旁,鼓励宝宝自己把裤子脱到脚踝位置,如果宝宝做得不错,家长不要吝啬表扬。训练宝宝如厕的时候,最好从松紧带裤子下手。

(3)选择适合宝宝的坐便器,并让他们慢慢熟悉,家长经常训练孩子如何蹲坐。排便的时候,尽量让宝宝保持一个特定的姿势。排小便的时候可以用水龙头的"哗哗声"来诱导,大便的时候可以发出"嗯"的声音,帮助用力排便。

(4)刚开始训练宝宝如厕的时候,擦屁股的事情还是需要父母来帮忙的。让宝宝小屁股翘起来,便于清洁。等宝宝稍大一些,家长可以训练宝宝自己擦。

（5）提完裤子并不代表如厕过程结束,还有冲马桶这一关。此外,家长一定要叮嘱宝宝,要养成便后洗手的好习惯。

即使说明流程后宝宝依然失败,家长也不要责骂孩子,多点耐心重复说明即可。宝宝刚开始意外不断,家长也要积极给予表扬,宝宝受到表扬后一定会增加兴趣,慢慢进步。如果你讲解得够详细,训练的方法也没错,孩子半个月了依然不能成功如厕,这种情况建议家长暂停一段时间,有可能孩子生理发育还不成熟。

三、怎样戒除宝宝吮指与咬指甲

吮手指和咬指甲是常见的儿童顽固性习惯,其他的顽固性习惯还有咬铅笔、咬衣襟等,大多始于幼儿。存在这类行为问题的 0～6 岁儿童占 8%～10%,男女发生率相当。

顽固性习惯的最初表现是正常的原始反射——吸吮。凡是接触到宝宝嘴的任何物体,都会引起他的吸吮动作。当宝宝开始有眼手协调动作后,吮手指就会很自然地发生,引起快感。因此,当孩子在饥饿、寂寞、无聊、身体不适或需要情感抚慰时,就会吸吮手指。如果在 2～3 岁阶段偶然出现这一现象,持续时间不长,是正常的。3 岁后孩子与外界接触增加,手开始作为接触周围事物的主要工具,吮手现象就会自然消失。有些孩子由于周围环境单调,没有小朋友陪伴,孤独而没有成人爱抚,就会保留吸吮习惯,演化成吮指、咬指甲、咬铅笔,咬衣襟等,并从这些行为中得到一定满足,逐步形成习惯。

吮手指易使孩子手指感染,牙咬合发育畸形。咬指甲多发生在紧张不安或心情抑郁时。咬衣襟、咬铅笔或类似物品多发生在学龄初,伴随睡眠不良、磨牙、抽动症等行为问题,或焦虑、孤独、退缩等情绪问题。因此,这些顽固性习惯的主要不良后果不在于对身体造成的损伤,而是对孩子存在心理问题的一个提示。

矫治的方法　母亲在喂奶时,心境要平和,不急不躁,要让宝宝充分感受到母亲的爱和温暖。

不要让宝宝养成吃着奶睡觉的习惯,因为这种习惯易导致口中必有东西才能安心,从而逐渐养成吮手指的不良习惯,最好是让宝宝拿着玩具或抱着布娃娃入睡。

当宝宝睡醒后,不要让他单独留在床上太久,以免孩子感到无聊而把手放进嘴里,从而养成吸吮手指的习惯。

家长要经常找一些孩子喜欢的玩具引逗他去拿,占住他的双手,使之没机会吸吮手指。

丰富孩子的兴趣活动,经常带孩子到户外开阔眼界,分散注意力,忘记吸吮手指。

在孩子刚有吸吮手指倾向的初期,把衣袖拉长遮盖手指。有些宝宝吸吮欲特别强烈,可以借助假奶嘴避免养成吮手指习惯。定期修整指甲,不让孩子有啃到的机会。

如果孩子已把手指放在嘴里,应用引逗方法分散孩子对固有习惯的注意力,切不可打、骂、恐吓或用辣椒、黄连涂手指等办法,这样有害孩子的身心健康。

四、男儿生殖健康需从娃娃抓起

(一)问题一:睾丸是否已降入阴囊?

睾丸是男孩的重要生殖器官,主要功能是产生精子和雄性激素,它决定着男孩长大成人后有无正常的性功能和生育能力。从降生后的第一声啼哭起,就要小心抚摸他的阴囊,查看一下阴囊内是否有两个状如小花生米大小的睾丸。

孩子还在母亲肚子里时,其睾丸位于腹腔中。随着孕期增长,睾丸逐渐下降,孕9个月时可降入阴囊内。约有3%的男婴在出生时睾丸尚未下降至阴囊,但也会在生后1～2个月摸到。如果男婴出生3个月后,阴囊内仍未摸到两个睾丸,则应疑为隐睾症。隐睾症可导致不育和诱发睾丸肿瘤。研究发现,隐睾症患儿的睾丸从2岁起就有明显病理改变,5岁后加重。因此,手术治疗应赶在睾丸发生病变之前进行,即2岁以内,万不可过晚。

(二)问题二:包皮需要切除吗?

包皮过长指包皮遮盖阴茎头,但能上翻露出阴茎头。如果包皮口狭小或包皮与阴茎头粘连,不能使包皮上翻并显露阴茎头,则称为包茎。新生儿几乎都有包茎,童年期也都有包皮过长,一般在4岁左右阴茎头和包皮之间的粘连自行消失,包皮可以上翻露出阴茎头,以后阴茎头可自行逐渐露出,到青春期可全部外露。新生儿包茎和童年包皮过长都是生理现象,不必大惊小怪,也无须治疗,但要经常清洗,因为此处极易"藏污纳垢",不仅易于细菌繁殖而诱发炎症,而且可因致癌物包皮垢的刺激而导致癌变。如果包皮口过紧或生来就很狭小,万不可强力翻转包皮。否则,将会造成外伤或引起嵌顿性包茎。对这样的孩子,除经常注意保持局部清洁、干燥外,应在学龄前(4～6岁)于正规医院的泌尿外科就诊,行包茎手术。

（三）问题三：阴囊里有包块吗？

如果你在触摸孩子阴囊时发现有包块（睾丸除外），应疑及三种可能：一种可能是"疝气"，疝是肚内小肠或其他组织通过腹股沟管进入阴囊，肉眼即可见阴囊肿大，可做简单手术矫治；另一种可能是囊肿或阴囊内液体潴留，可用注射器将液体吸出，或做小手术摘除；第三种可能是睾丸或附睾结核。此时须及时就医，不可延误。

（四）问题四：你会护理孩子的阴囊吗？

阴囊的"职责"是保护睾丸，如同一具"空调器"，为睾丸营造一个"四季如春"的良好环境。当外界炎热时，阴囊皮肤变得壁薄如纸，散热加强；而当外界变冷时，阴囊皮肤立刻收缩呈橘皮状，起保温作用。阴囊内始终保持在 33 摄氏度的恒温状态，该温度比体温低 3～4 摄氏度，是睾丸发育和青春期后产生精子最适宜的生理条件。因此，阴囊是一个奇妙的"调温器"。一定不要把男孩阴部包裹得过紧、过严；洗澡时，不可使水温过高，更不可在高于 33 摄氏度的水内浸泡过长时间。

五、睡前故事

睡前故事的目的是用故事的情节和氛围给宝宝创造和谐安静的气氛，让宝宝在快乐中入睡。需要注意的是，在睡前给宝宝讲的故事内容要健康优美，不能有紧张和恐怖色彩。

不要吓唬宝宝　有的父母在给宝宝讲故事时，宝宝听了一个又一个还是不入睡，这时父母就吓唬宝宝，如"赶快睡觉，大灰狼要吃不睡觉的宝宝……"，这样虽然可以暂时吓得宝宝闭上了眼睛，但这种恐怖的印象在宝宝幼小的心灵中播下了"害怕"的种子，会导致宝宝胆小、怕黑，夜间不敢单独入睡、做梦等。

故事要短小精悍　故事要短，形象要生动，情节不要太曲折。故事所涉及的内容一定是宝宝所熟悉的，因为只有宝宝喜欢和熟知的事物才能唤起他们听故事的兴致，更好地促进他们联想能力的发挥。1 岁左右的宝宝对植物、动物等非常感兴趣，父母可多给他讲这方面的故事。

要注意催眠效果　睡前讲故事还需要讲究催眠的效果。一些情节有趣的故事虽然能引起宝宝注意，但也容易使宝宝过度兴奋，不适宜睡前讲述。最好挑选有安全感、情节变化平静的故事，宝宝才容易安静入睡。

态度比内容更重要　在讲故事的过程中，父母的态度非常重要，比故事内容本身重要很多。父母要尽量用柔和的语气，充满感情的语调给宝宝讲，并且尽量微笑着边讲边注视着宝宝的眼睛，和宝宝进行目光交流，且表情和语调要随着故事的情节而变化,而不只是干巴巴地用同一个语调背诵内容。

适度改编 对于有些宝宝听不懂的名称或情节可适度地改编一下,如很长的外国人物名字可换成宝宝熟悉的伙伴的名字或宝宝自己的名字。

六、做好宝宝入托入园准备

如何使孩子能开开心心上幼儿园,消除对新的环境、新伙伴的陌生和恐惧感,对父母而言,这是一道很重要且必须要克服的难题。宝宝入园前,该为他们做好哪些准备呢?

心理准备 首先要让宝宝从心理上向往上幼儿园。幼儿园是个陌生的环境,与熟悉的家庭环境之间存在很大的差异,宝宝自然会产生恐惧感。因此,在入园前,家长应增加宝宝对幼儿园、老师与小朋友的熟悉感与认同感,提前给孩子打好"预防针",引导性地告诉宝宝"上幼儿园是因为你长大了,要学知识了,乖宝宝都要上幼儿园",并将幼儿园里有趣的事情描述给孩子听,或者全家模仿幼儿园做游戏、上课的情景给孩子看。

父母也需要做好心理准备。宝宝哭闹是正常的,离开父母来到陌生的新环境,宝宝都会因为不适应、想父母而出现哭闹的现象,作为父母要有这个心理准备。无论宝宝如何哭闹,只要不是身体生病等原因,父母就要坚持把宝宝送到幼儿园,不要让宝宝认为只要自己哭闹就可以不用去幼儿园了。宝宝会遇到生活上的困难,如刚入园的宝宝会出现吃不好饭、便秘、尿湿裤子等现象,这些都是正常的,父母应注意调节宝宝的饮食。宝宝面对陌生的环境,就会变得爱发脾气、任性,这时父母也不应责骂宝宝,随着时间的推移,宝宝会恢复正常。

环境准备 带宝宝提前熟悉幼儿园的环境,可以使宝宝对幼儿园有初步的印象,消除陌生和恐惧感。提前带宝宝参观操场,看看花坛、饲养角等,激发宝宝参加这些活动的欲望。带宝宝去看看睡觉的小床、漂亮的小花被,让宝宝熟悉午睡的地方。

物质准备 买个宝宝喜爱的小书包,宝宝背着它上学会有好心情。

准备一套内衣裤备用,再准备一件外套,在气候变化时添加。

不要给宝宝选择背带裤或有拉链的裤子,最好选择腰部有弹性的裤子。鞋子穿轻便软底防滑鞋,款式以松紧口或粘扣为好,不要系鞋带。

对于依恋性强的孩子,准备一件孩子喜欢、其他孩子可能也喜欢的玩具,能减轻分离焦虑,同时也能鼓励孩子和其他小朋友一起玩、一起分享。

对于爱出汗的孩子,多准备几条薄薄的小汗巾,便于孩子保持清洁,预防感冒。

所有宝宝的用品,仔细做好标记或写上姓名,以免与其他宝宝混淆。

能力准备 在孩子入园前,父母要注意调整好孩子的作息时间,培养孩子的生活自理能力,以减少孩子入园后的焦虑。

(1)睡眠训练:选择好幼儿园后,家长应详细了解幼儿园的作息制度,如早上入园时间、上下午吃点心的时间、午餐时间等,然后在入园前的两三个月逐渐把孩子在家的作息习惯调整到与幼儿园一致。

(2)吃饭训练:吃饭时间要固定,孩子一定要坐在餐桌旁吃饭,不能边看电视边吃饭或边玩边吃。不给孩子喂饭,鼓励孩子自己吃。如果宝宝还在用奶瓶喝水,那么是时候让孩子学会用杯子喝水了。

(3)如厕训练:9月份入园,天气还有些热,一般穿单裤,可以训练孩子自己脱、提裤子。如果是蹲坑,由于孩子没用过,就得事先以游戏的形式进行训练,反复练习,直至熟练。注意观察孩子大便的规律,养成定时大便的习惯。

(4)穿脱衣裤、鞋袜训练:帮助宝宝把袜子穿上脚尖,让他自己拽上来;帮助他把腿伸到裤腿里,让他自己试着将裤子提到腰间;帮助他把脚放在鞋口上,让他自己慢慢地穿进去,注意告诉孩子如何区分左右脚。

七、宝宝不爱上幼儿园怎么办

有些宝宝不愿意入托,总是哭闹甚至拒食,遇到这种情况应按以下几点来做,以帮宝宝顺利度过入园的前几天:

必须坚持天天去,态度要坚决,要说"明天该去幼儿园了",不要说"明天去幼儿园好不好?"。也不要哄骗孩子或者答应孩子的不合理要求,即使孩子天天哭闹也不能动摇。

把孩子送到班里立刻转身走,班里老师是有办法安慰孩子的。不要两眼泪汪汪,一步三回头,这种焦虑不安的情绪会感染孩子,使他感到更害怕和孤独,实际上,孩子哭几天就会好的。

开始几天可以稍早一点接孩子,以免只剩下 1～2 个人时,增加孩子孤单、想家之情。

如果孩子比较胆小、内向,可以先向老师介绍一下孩子的性格特点,请老师给孩子介绍一个活泼外向的小朋友一起玩耍,孩子会更容易适应。

向老师了解孩子一天的表现,有微小的进步都要给予表扬,这对孩子是一种精神安慰。

从幼儿园把孩子接回家后要多与孩子谈谈幼儿园的生活,让他表演在幼儿园学的儿歌舞蹈,从正面引导孩子。

切记不要把送幼儿园作为对孩子的威胁,这样会加深他对幼儿园的反感。

八、宝宝晕车怎么办

宝宝和大人一样,也会晕车。如果车辆颠簸得厉害,就有可能导致前庭器官兴奋性增高,引起宝宝晕车。4 岁以前,宝宝的前庭功能正处在发育阶段,4 岁后才不断趋于完善,16 岁时才完全发育成熟,因此,宝宝的症状比大人重,也更为普遍。如果带宝宝乘车外出,就要做一些预防晕车的准备。

孩子晕车,大一点的孩子会诉说不舒服,并有恶心、呕吐、烦躁的表现,当婴幼儿出现手舞足蹈、哭闹、烦躁不安、流汗、呕吐、面色苍白、抓紧家长不松手时,就应该想到是晕车了,这些症状一般在下车后就会得到好转。

那么,宝宝晕车怎么办呢? 为加强前庭功能的锻炼,可以抱着宝宝原地慢慢旋转。对于稍大的孩子,可以带他们荡秋千、跳绳、做广播体操;在父母的扶持下,让孩子走低矮的平衡木;教会孩子沿着地上的细绳行走,身体尽量不要晃动。

乘车前,不要让宝宝吃得太饱、太油腻,也不要让宝宝饥饿时乘车,可以给孩子吃一些可提供葡萄糖的食物;上车前,可在孩子肚脐处贴块生姜,以缓解晕车症状;带孩子乘车应尽量选择靠前颠簸较轻的位置,以减轻震感,并打开车窗,让空气流通;当宝宝感觉不适时,让他休息一下;孩子晕车时,妈妈可以用力适当地按压宝宝的合谷穴,合谷穴在宝宝大拇指和食指中间的虎口处;用大拇指掐压内关穴也可以减轻宝宝的晕车症状。内关穴在腕关节掌侧,腕横纹正中上 2 寸,即腕横纹上约两横指处,在两筋之间;随身携带湿巾,以防宝宝呕吐,呕吐后让他喝些饮料,除去口中呕吐物的味道;对于晕车严重的孩子,乘车前可以口服小剂量晕车药或贴晕车贴。1 岁以内的宝宝不能服晕车药。

九、远离儿童恶性肿瘤

近年来,我国儿童恶性肿瘤的年发病率呈上升趋势,每年都会新增三四万患肿瘤的儿童,平均每 1 万个儿童中,就会有 1 个癌症患儿。在 14 岁以下儿童死亡原因中,除了意外死亡之外,恶性肿瘤已排名第二。在所有儿童肿瘤中,白血病、脑肿瘤、恶性淋巴瘤和神经母细胞瘤发病数量位列前四,其中白血病占 1/3。虽然肿瘤很凶险,但如果早发现早治疗,儿童肿瘤总体治愈率能达到 70% 以上。孩子有以下症状,家长须警惕:

持续低烧 一般感冒、肺炎发烧,几天就会好。但是,倘若不明原因发烧持续 1 周以上,特别是经抗病毒、抗生素治疗无效的,应及早就诊。

可触及的肿块 一旦在孩子颈部、腋下、腹股沟、腹部、后腰部等发现肿块,必须查明原因。

淋巴结肿大　淋巴结肿大长时间下不去,脖子上有很多淋巴结有融合趋势,或淋巴结短时间增大,要警惕肿瘤可能。

疼痛　较长期的持续性或间歇性的疼痛,如头痛、腹痛、骨关节痛等,神经母细胞瘤可引起骨疼挛。

腹胀、呕吐　腹部及肠道肿瘤可能引起肠道梗阻,出现肚胀、呕吐等消化道症状。

贫血、出血　有不明原因的面色苍白或出血,包括牙龈出血、皮肤有出血点或瘀斑,可化验血排除白血病等。

眼球前凸、眼睛疼　眼部的一些肿瘤可能导致眼部不适。

对儿童来说,从小养成良好的饮食生活习惯、远离环境污染,不仅对预防儿童肿瘤有一定帮助,而且可减少日后患肿瘤的风险:①养成良好的饮食习惯:宜进高蛋白、低脂肪、高纤维饮食;油炸、肥肉等高脂肪、高热量食物要少吃;不吃腌制、烟熏食物;减少食用糖类、冰激凌、碳酸饮料、膨化食品、方便面等零食;不吃加工小食品,日常生活中,蔬菜瓜果要清洗干净后再食用。②适当运动,提高自身免疫力,同时避免肥胖。③房屋装修尽量简单:选用环保材料,装修后的新房不要马上入住,最好开窗通风两三个月。④当儿童生病时,用药要特别注意安全,家属不应擅自滥用药,以免造成一些不必要的麻烦。⑤18岁以下未成年人不能抽烟,有孩子的家庭、公共场所要减少"二手烟"危害。

提醒家长,一定要多留意孩子身体的变化,一旦发现孩子身上有不明原因的症状,需及时送医检查。

十、科学认识孩子生长"痛"

生长痛多见于3～12岁儿童,疼痛多位于双膝关节周围,有的儿童大腿、小腿附近的肌肉或双脚踝部也有疼痛。生长痛是儿童生长发育过程中出现的一种正常生理现象。人体的四肢、关节由骨、软骨、滑膜和关节囊等构成,关节周围还有韧带、筋膜、肌腱和肌肉等软组织。从幼儿至少年时期,孩子生长速度较快,下肢长骨迅速增长,而关节囊、肌腱、韧带及周围神经纤维组织等未能同步增长,往往对牵拉等适应性较差,易导致牵拉痛;同时,由于儿童多好动,各组织细胞代谢更加旺盛,容易造成某些代谢产物聚集于各组织间,从而刺激神经末梢导致疼痛。

生长痛的诊断依据是:短暂的间歇性肢体痛或关节疼痛,多在活动后出现,能自行缓解,间歇期无任何症状和体征。疼痛部位固定,局部无红肿热痛及功能障碍,关节活动自如;无其他感染性和非感染性疾病引起的关节炎所具有的特殊表现。生长痛是阵发性的,无痛间隙期可为数天、数周或数月,疼痛逐渐消失。

生长痛的诊断依赖于完整的病史和详细的体格检查,并需排除其他疾病才能作出诊断。生长痛应与下列几种疾病相鉴别:外伤、血液系统肿瘤和骨肿瘤、感染、骨坏死、代谢性疾病、风湿免疫系统疾病等,大部分上述疾病可以通过详细的病史和体格检查协助排除。但肿瘤,尤其是骨肿瘤是最难与生长痛鉴别的,因为骨肿瘤的疼痛也常常发生于夜间,容易与生长痛混淆。但是,骨肿瘤的疼痛会随病程的延长而逐渐加重,而且往往是单侧肢体的疼痛(而生长痛的特点是双侧对称性疼痛),查体时可在疼痛部位触及包块或肿物。另外,生长痛尚需与白血病鉴别。白血病患儿往往有全身症状,如发热、面色苍白、出血、精神变差、体重下降等,疼痛部位多变,以骨痛为主,且无明显昼夜规律。

生长痛属生理性疼痛,是暂时的,无须服药治疗,最重要的是休息,减少活动量。可通过局部按摩、热敷或泡小腿和脚来减轻疼痛,应让孩子多摄取可以促进软骨组织生长的营养素,如进食牛奶、核桃、鸡蛋,这些食物均含有弹性蛋白和胶原蛋白。而维生素 C 对合成胶原有利,可以让宝宝多吃一些富含维生素 C 的蔬菜和水果,如韭菜、菠菜、柑橘、柚子等。

十一、有种肚子痛不是病

胃肠生长痛是一种正常的生理现象,多见于 3～12 岁处于生长发育期的儿童,可反复发作,每次疼痛时间较短,一般不超过 10 分钟,发作次数因人而异,有的孩子每天发生数次,有的每小时数次。疼痛部位以脐周为主,其次是上腹。疼痛无一定规律,疼痛程度也不一致,轻的仅为腹部不适感,重则表现为肠绞痛,可见儿童疼痛难忍,面色发青或发白,甚至恶心呕吐,还可听到"咕噜咕噜"的肠鸣音。

对于胃肠生长痛,可能是由于儿童生长发育快,胃肠的血液供给发生一时性不足,出现痉挛性收缩,引起疼痛;也可能是因为自主神经功能紊乱,导致肠壁神经兴奋与抑制作用不协调,肠管平滑肌强烈收缩而引起疼痛。儿童受凉、过食生冷食物,也常可诱发腹痛,所以必须严格控制儿童的饮食,特别是要少吃冷饮,睡觉时注意不让肚子受凉。

爱心小贴士

腹痛的原因很多,如果疼痛持续时间较长,用手按压时疼痛加剧;或儿童惧怕触摸,应考虑患肠胃炎、肠套叠、蛔虫症等其他疾病的可能,要及时到医院检查就诊,以免延误病情。

第四节 婴幼儿口腔护理

乳牙,远比你想象的重要

大家都知道,人一生中会生长两副牙齿——乳牙和恒牙。乳牙是人类萌生的第一副牙,是儿童咀嚼器官的重要组成部分,共 20 颗,上下各 10 颗。出生 6 个月开始萌出第一颗,到 2 岁半左右 20 颗全部萌出,再到 6、7 岁至 12、13 岁期间,乳牙逐渐脱落被恒牙所替代。所以,小小的乳牙其实要为我们工作 10 年以上,宝爸宝妈们一定要保护好孩子的乳牙。

乳牙的作用及影响

咀嚼 乳牙是孩子咀嚼器官的重要组成部分,是食物加工厂。孩子在儿童时期生长发育速度快,代谢旺盛,每天都需要一定的饮食营养和足够多的睡眠才能保障生长发育的需求,所以"吃得好""睡得香"非常重要。只有拥有健康的乳牙,才能发挥正常的咀嚼功能,才能充分地嚼碎食物,有利于消化和吸收,让孩子享受吃的乐趣。一旦牙齿不好,孩子的咀嚼能力就大打折扣,吃饭自然会受到影响。食物得不到充分咀嚼,致使大块的食物进入胃部,增加胃部负担,从而造成消化不良,严重影响孩子的生长发育。

刺激颌面部发育 健康的乳牙,一般左右均衡咀嚼,在进食咀嚼的过程中能给予颌面部的骨骼和肌肉功能性的刺激,使颌面部发育正常。如果孩子有一侧牙痛,就不愿使用这一侧的牙齿咬东西,而偏重使用另一侧牙齿进行咀嚼,引起"偏侧咀嚼"。缺少对颌面部一侧的正常刺激,长此以往会形成面部左右不对称,出现"大小脸"情况。

辅助发音 乳牙开始萌出和乳牙列时期是儿童开始学说话的重要时期。完整的乳牙列对儿童的正常发音非常重要,尤其是上前牙。上前牙缺失后,就像漏了风,孩子很难发好唇齿音和舌齿音,严重妨碍语言习惯。

健康身心,笑容如此美丽 洁白健康的牙齿对儿童的外貌和身心健康是非常重要的,尤其是上前牙。如果上前牙过早缺失或因龋坏而变黑,会影响美观,导致孩子被人嘲笑,孩子小小的自尊心受到打击,在大家面前不敢说笑、影响交流,会给他们的心理造成非常不好的刺激。而当多数牙缺失时,因缺乏支撑作用,面部就会凹陷,很像没有牙的小老太太,孩子自然无法露出开心的笑容了。

恒牙萌出的"向导" 每个乳牙的根下有继承恒牙的牙胚。乳牙到了替换年龄就要脱落,继承恒牙就要在乳牙原来的位置长出。因为有乳牙作为"向导",恒牙才能在正常的位置萌出。如果乳牙提前脱落或延迟脱落,就会让恒牙"迷失方向",另寻一条出路长出,牙齿就可能长得歪歪扭扭而不整齐了。

💗 乳牙健康从妈妈抓起 💗

从孕期开始 从怀孕4个月到婴儿出生后第一年,是小宝宝乳牙釉质的钙化期。在这期间,准妈妈要注意补钙,并拒绝吸烟或远离二手烟。研究表明,准妈妈孕期经常吸烟或被动吸烟会导致胎宝宝颌面部或口腔发育畸形,引起很多牙齿问题和牙周疾病。此外,孕期一定要慎用药物,很多药物对胎宝宝的口腔和牙齿发育都是有害的,如确需服药,一定遵医嘱。

尽量采取母乳喂养 宝宝有力吸吮母乳的动作有利于颌面正常发育。人工喂养时,如果人造奶嘴使用不当,极易造成面部和牙殆异常,必须人工喂养时,应选择模仿乳头仿真设计的奶嘴,采取正确的姿势。尽早训练宝宝使用杯子和碗筷进食,避免宝宝形成对奶瓶的依赖。此外,母乳还可抑制细菌在牙齿上繁殖,防止牙齿腐烂。

妈妈带头治"虫牙" 妈妈们患"虫牙",宝宝也非常容易患上"虫牙"。因为,"虫牙"是细菌感染,妈妈可能会通过给宝宝喂饭、喂水感染他们。

💜 一出生就有牙是怎么回事? 💜

有些宝宝一出生就长牙,称为诞生牙。诞生牙是指婴儿出生时口腔内已萌出的牙齿,是一种乳牙早萌现象。由于萌出太早,多数牙根尚未发育,常常是软软的,并有松动。诞生牙多见于下颌中切牙,多数是正常牙,少数是多生牙,经常成对发生。

如果诞生牙极度松动,影响婴儿吸吮或有可能脱落而易被婴儿误吸入气管造成危险时,则应及时拔除。如果不松动,则应该保留,因为该牙多为正常乳牙,拔除后不会再长,会造成乳牙缺失。由于保留的诞生牙大多长在下颌前牙区,在宝宝吸吮时会造成舌系带两侧创伤性溃疡,建议宝妈们改变喂养方式,由吸吮改为汤匙喂养。锻炼宝宝使用勺子(建议使用软的、不伤害宝宝口腔软组织的硅胶勺子)喝水喝奶。另外,还有一种出生就有"牙齿"的情况,俗称"马牙",表现为多个白色牙齿状的硬点,这种并不是真正的牙齿,而是一种残留上皮组织,随着宝宝的生长发育,一般会逐渐自行脱落,家长千万不要擅自处理。

💗 宝宝出牙前也需要做口腔清洁 💗

宝贝呱呱落地,给一家人带来了无限的欢喜。有了新家庭成员后,爸爸妈妈的生活也随之忙碌起来,每天和宝宝说话、唱摇篮曲,给宝宝洗脸、洗手、洗澡。可是,在每日的清洁护理中,宝宝出牙前的口腔护理也是十分重要的。

💗 你们想过给孩子清洁口腔吗? 💗

宝宝通常在出生后 6～8 个月开始长牙,有的宝宝甚至到一岁才长牙,在这半年到一年的时间内,宝宝的口腔也是需要清洁的。牙医们建议,在宝宝喝奶、竖抱拍嗝之后,都要用干净温湿的纱布或擦巾轻轻擦拭宝宝口腔,顺着上下牙床,去除宝宝口内残留的奶水或者食物。对宝宝的牙龈进行清洗和按摩也能缓解宝宝长牙前的不适。擦洗口腔时,让宝宝躺在你的膝盖上,头靠近你的胸口,这样可以很好地观察宝宝口内情况。对于大一些的宝宝,可以用干净的指套牙刷进行清洁。每日口腔清洁时间最好是固定的,这样有利于孩子形成习惯,如固定在每晚洗澡喝奶之后。

刚开始可能会有点困难,但一旦养成这样的清洁习惯,宝宝就很容易接受以后的刷牙、使用牙线等措施了。同时,这样的每日口腔护理也有利于爸妈们观察宝宝口腔内的变化。

婴儿容易发生的口腔黏膜问题主要是白色念珠菌感染,俗称"鹅口疮""雪口"。这是一种真菌感染性疾病。新生儿和 6 个月内的婴儿容易罹患此病。原因是分娩或者哺乳用具感染,加上婴儿抵抗力弱,唾液分泌少,更有利于白色念珠菌滋生。所以家长们要特别注意宝宝的口腔卫生和哺乳用具的清洁消毒,母乳喂养的妈妈要经常清洁乳头、勤换衣服。宝宝牙齿萌出之前的口腔护理是新手爸爸妈妈们很容易忽视的事情。关爱孩子,重视孩子的口腔护理,从一点一滴做起哦。

💗 宝宝什么时候开始长牙,几岁能把乳牙长全? 💗

宝宝大约从 6 个月开始长牙,一般最早萌出的是下颌前牙,然后陆陆续续长出上颌前牙、上颌和下颌的尖牙和槽牙(学名叫"磨牙"),2 岁半左右,20 颗乳牙(俗称"奶牙")全部出齐。需要指出的是,上文所说的时间是人群的平均年龄,宝宝长牙时间存在个体差异。宝宝 4 个月左右就长牙,或者到 1 岁才开始长牙,这都是正常现象。如果宝宝 1 岁以后还没有长出第一颗乳牙,或者刚刚出生不久就长牙了,需要到医院就诊,由医生判断是否正常。

宝宝长牙期间需要额外补钙吗?

当宝宝还在妈妈肚里的时候(妊娠 4 个月),小乳牙就已经开始静悄悄地生长、发育、钙化,在出生后 1 年内牙冠就基本上发育完成了。准妈妈孕期时要注意营养均衡,只要不出现缺钙、高血糖、高血压、创伤、感染等问题,乳牙的发育都不会有大问题。一般来说,经过儿科医生评价,若宝宝总体生长发育正常,不缺钙,就没有必要单单为了长牙而补钙。但如果宝宝为早产儿,出生体重轻,则很有可能出现乳牙发育不良的情况。如果存在缺钙指征,甚至佝偻病,应该在儿科医生的指导下进行"补钙"治疗。

爱上刷牙,从低龄宝宝开始

对于小月龄宝宝,最好的方式不是使用牙刷,而是使用妈妈的手指。给宝宝清洁牙齿之前,妈妈可以先把手指洗干净,跟宝宝玩吃手指的游戏,宝宝出牙期牙龈很不舒服,妈妈可以用自己的手指轻轻摩蹭宝宝的牙龈,这样可以让宝宝缓解出牙不适,还能让宝宝适应妈妈手指在嘴巴里的感觉。等宝宝爱上这个游戏的时候,妈妈就可以准备给宝宝清理小牙齿了,要注意这个时候妈妈和宝宝之间的亲子互动,是决定性的因素。最开始清理牙齿的时候,用纱布裹好手指,把宝宝放在一个比较舒服的体位,一般是让他躺着可以直接看到妈妈。清理时动作宜慢,在清理的过程中,做一些逗乐孩子的行为,如给他飞吻,对着他眨眼、吐舌头、做鬼脸;另一手轻轻握着他的小手、分散他的注意力等。让宝宝从小不排斥清理口腔的行为。

宝宝牙齿之间有缝隙正常吗?

多数情况下,乳牙之间(特别是在乳前牙区)存在间隙,这是正常现象。大家知道,口腔内牙齿的大小是不变的,并不随着身体生长发育而发生变化。但随着年龄增长,孩子的颌骨会发育而变大、变宽,乳牙间的缝隙就会加大,这也是正常现象,这些牙间隙都属于"生理间隙"。但如果牙间隙是由于牙冠缺了一部分(常是"蛀牙"),就不正常了,应尽快带宝宝到医院就诊,由医生选择治疗方案。

孩子从什么时候开始换牙?几岁才能换完牙?

换牙(替牙)是一个漫长的过程,几乎持续整个小学生时期。小朋友多从 6 岁左右开始替牙,陆陆续续地持续到 12 岁左右。最早替换的是下颌前牙,多发生在 5 岁半至 6 岁多;然后是上颌中切牙(俗称"大门牙"),7 岁左右;接着是上颌侧切牙,7～8 岁;最后才是后面的乳磨牙(俗称"槽牙")和尖牙的替换,集中在 10～12 岁。所以 8～9 岁可能有一段时间是"沉寂期",没有乳牙脱落和恒牙萌出,家长不用着急。

小伙伴都开始换牙了,我们的孩子怎么还没换?

就像孩子长个子一样,孩子换牙时间的早晚存在个体差异,前后时间有一定的波动都很正常。只要乳牙下方颌骨内有"恒牙牙胚",恒牙萌出方向基本正常,那就顺其自然,静待花开。如果替牙时间比同龄人晚 1 年以上,也就是说 7 岁以后还不换牙,应带孩子到医院就诊,由医生检查判断是否正常。

孩子掉下来的乳牙怎么都没有根?

生长发育成熟的乳牙和成人的恒牙一样,都应该有完整的牙根。只不过在正常牙齿替换过程中,乳牙的牙根会一点点地被吸收掉,乳牙就从坚固到松动,直至最后脱落。对一些孩子来说,这可能是一段比较长的过程,期间孩子会有不适感,甚至疼痛,都属于正常现象。可以鼓励孩子吃一些硬的食物,把松动的乳牙自然地"硌掉",有利于顺利替牙。

乳牙坏了是否需要修补?

乳牙是幼儿吃饭的工具,乳牙龋坏了一定要补,否则,不但影响进食,还会影响后期恒牙的健康。

如果乳牙早失,可使相邻的牙齿向缺失处倾斜,上牙、下牙的咬合关系改变,如果乳牙缺失个数多,则影响颌骨及颜面的发育;乳牙长期慢性根周病变,侵犯下方的恒牙胚,造成恒牙胚釉质形成障碍或发育不良,严重时可使恒牙胚发育中断,不能正常萌出;残破的牙冠和牙根刺激口腔软组织形成溃疡,损伤口腔黏膜;在替牙期,龋坏乳牙和相邻恒牙之间很容易积存食物,导致恒牙龋齿;患儿常因疼痛而不愿使用患龋侧的牙齿咀嚼食物,养成偏侧咀嚼的习惯,使两侧颌骨发育不对称。

在全身健康方面,多个乳牙受累时,咀嚼功能受到影响,造成食欲减退、消化不良、营养不良,影响生长发育;龋齿所致的慢性根尖周炎,患牙成为病灶牙,存积大量病菌,当身体抵抗力下降时,细菌可转移到全身其他组织器官,发生病灶感染,如关节炎、肾炎、心肌炎、长期低热等病;前牙如果龋齿或缺失,不但看上去不美观,而且影响发音,孩子会产生心理压力。

💜 注意乳牙上的小黑点、小白点 💜

每天帮助孩子刷牙后,爸爸妈妈们需要关注孩子的口内是否有这样的"小黑点",它有两种可能性,一种是色素沉积,另外一种就是已经形成龋齿。若出现"小白点",应考虑牙齿脱矿,即口腔中矿物质流失,初期时为白色块状物,若忽视则很容易形成龋坏。

💜 习惯口呼吸的孩子会变丑 💜

口呼吸是指晚上睡觉的时候用嘴巴呼吸,而不是用鼻子。有些宝宝就养成了口呼吸的坏习惯,长期口呼吸会带来很多口腔疾病和呼吸道疾病,容易口干舌燥,导致腺样体肥大。孩子习惯口呼吸还会导致孩子的鼻骨发育不足,头部前倾,上唇外翻,下巴后缩,上颚高耸,牙列不齐,长期发展影响记忆力和智力发育。

若发现孩子出现了口呼吸的习惯,家长应尽快带孩子去医院接受治疗,可以使用特制的面纱或者口罩来帮助宝宝改掉口呼吸的毛病。把口遮住,让鼻孔露出来,自然就会促使他用鼻子呼吸。爸爸妈妈可以经常训练宝宝闭口呼吸,如教他吹口哨,可以让他习惯用鼻腔呼吸。如果宝宝的牙齿畸形,很容易导致他不得不用口呼吸。所以要经常带宝贝去口腔医院检查牙齿,及时进行预防。

💜 吃糖多伤牙? 关键是"酸" 💜

很多人都知道,"爱吃糖容易蛀牙",但单纯吃糖并不会引起龋齿,龋齿的形成和口腔里的一些致病菌有关。这些细菌会与唾液、食物残屑混合在一起,牢固地附着在牙齿表面和窝沟中,形成菌斑。而菌斑中的大量细菌产酸,造成菌斑下面的釉质表面脱钙、溶解,最终伤害到牙齿本身。

墨尔本大学的科学家测试了23种不同种类的饮料,包括软饮料和运动饮料。他们发现,含有酸性添加剂和低 pH 值的饮料,可以导致很大的牙釉质损害,哪怕这种饮料并不含糖。无论含糖还是无糖软饮料(包括调味矿泉水),都可以导致牙齿严重腐蚀,两组饮料之间的效果没有显著差异;在 8 种运动饮料的测试中,除了 2 种饮料(具有较高的钙含量)以外,其他饮料均可以引起牙釉质的腐蚀;研究也发现,无糖饮料可以导致 30%～50% 牙釉质软化,无糖苏打水和糖果的危害可能更甚于真正的饮料和糖果。

各种酸性食物,如醋、水果、果汁(如柠檬汁、橘子汁)以及碳酸饮料等,均能引起牙齿问题,若睡前饮用又不清洁口腔,更能增加酸蚀症以及龋齿的风险。

关于窝沟封闭

6～8岁是最适合做窝沟封闭的年龄,因为此时孩子的恒牙刚萌出不久,需要及时进行窝沟封闭加以保护。刚萌出的牙与对殆牙咬合面还未完全吻合,窝沟封闭后不会带来不适感。此时的孩子多已入学,也懂得配合医生。

做窝沟封闭时,要对牙面进行彻底清洗,除去滞留的食物残渣及细菌。首先,用软牙刷将牙面刷干净。然后,进行牙齿酸蚀,使其窝沟表面呈微小细孔,利于窝沟封闭剂渗入其中,以达到封闭作用。然后,彻底吹干窝沟内滞留的水分,以免影响树脂的固化和与牙表面的粘连强度。最后涂上窝沟封闭剂,用医用灯在口腔内照10～20秒(因为这种材料是光固化物)。

医学上把口腔分为上、下、左、右四个区。如果儿童配合,一次就能做完四个区,而且时间不长,只需要20～30分钟,因为并没有磨除牙体组织,所以没有痛苦,只需要孩子配合医生张口。

窝沟封闭是世界卫生组织向全世界儿童推荐的一种保护新生恒牙的方法,我国牙防组织也向全国儿童推荐了这种保护牙的新方法。在发达国家,6～9岁儿童的常规窝沟封闭已做了100年,龋患率仅为3.3%,明显低于未开展这种治疗的国家。

窝沟封闭后就不会蛀牙了吗?

窝沟封闭后,理论上仍然存在患龋齿的可能。因为窝沟封闭有一定的脱落率,有的孩子在操作过程中口水多,可能使涂层不牢固,易脱落。家长应经常观察孩子的牙齿,发现问题及时看牙医。同时,建议父母们每年定期去医院给孩子检查一下牙齿,做到防患于未然,因为牙病越早治疗效果越好。

一般情况下,当宝宝有了蛀牙,不太容易在第一时间发现。对于蛀牙严重的宝宝,再做窝沟封闭也是于事无补的,最好选择补牙。因此,爸爸妈妈一定要随时关注宝宝的牙齿情况。

牙齿涂氟的那些事

为什么要做牙齿涂氟　牙齿涂氟,顾名思义就是在牙齿表面涂上氟化物。牙齿很怕酸性物质的腐蚀,氟化物是一种能使牙齿重新矿化,从而变得坚硬、不容易被酸腐蚀的物质。对于涂氟后的牙齿,在蛀牙初期,趁牙洞还没形成,氟化物可以迅速补充流失的牙表面的矿物质,使早期脱矿得到修复,并抑制细菌滋长,巩固牙齿,预防龋齿。

什么时候可以做牙齿涂氟　一般,孩子 6 个月以上时可以做牙齿涂氟,具体时间则要听从牙科医生的建议,根据孩子牙齿的具体情况来定。

涂氟是如何进行的　牙齿涂氟必须由专业医生进行。牙医会用一把小刷子把氟化物涂到牙齿正面和侧面,然后氟化物会迅速硬化,即使孩子用舌头舔到,一般也不会舔掉,孩子也不会有疼痛的感觉。氟化物通常是孩子们喜欢的水果味,整个涂氟过程几分钟就可以完成。一般,涂完氟后,牙医会建议孩子 1 小时内不宜进食,如果要进食,也请注意给孩子较软的食物或流食,温度要凉或温,不要吃太热的食物。至少 4～6 小时内不要刷牙或用牙线,一般医生会建议第二天再刷牙。刷牙时要提醒孩子吐掉嘴里的漱口水,不要吞掉。

涂氟对孩子来说很安全　目前,涂氟是世界各地牙医普遍采取的预防龋齿的方法,对孩子来说是安全的。涂氟时,氟化物的用量很少,且迅速硬化,所以一般不会发生孩子吞服的情况。4～12 小时后,多余的氟化物就可以被刷掉。

♥ "地包天"的最佳治疗时间 ♥

"地包天"究竟是啥　正常前牙咬合关系是上前牙覆盖在下前牙的前面。如果出现相反的现象,即下前牙"包住"了上前牙,位于上前牙的前面,则被称为"地包天"。在医学上,我们称之为前牙反𬌗。所谓"地包天",究其原因是口腔错𬌗畸形的一种疾病,是我国儿童常见的一种错𬌗畸形,对孩子的口腔功能、颜面美观和心理都有着较严重的影响,并且随着患者的生长,这一症状逐渐加重。

为何会出现"地包天"　地包天与遗传因素有关,如果父母中有人是反𬌗,宝宝就有遗传的可能,这种可能性占 1/3;爸妈喂奶姿势不正确,或者宝宝喜欢含着奶瓶睡觉都易形成"地包天";养育方式不当,如让宝宝养成经常吮手指、咬嘴唇、咬物、吐舌、下颌前伸等不良习惯也易形成"地包天"。

"地包天"的危害　"地包天"会造成患者的口腔功能异常,包括咀嚼效率的降低,出现咬合创伤等。"地包天"更严重的患者甚至出现面部凹陷,下巴明显突出,表现为"月牙脸",对患者外观影响较大,从而导致患者出现相应的心理问题,对患者的工作学习生活造成影响。

预防"地包天",帮助孩子纠正不良的口腔习惯　鼓励母乳喂养。只能人工喂养的儿童吃奶姿势应为侧卧,不要养成仰面吃奶的习惯。尽早去专业口腔科做检查,一旦发现问题就需要进行早期矫治。在幼儿时期接受矫正,只需要戴矫正器；如果到成年则只能通过手术来矫正了。发现"地包天"的情况，应及时到医院就诊，以明确诊断的病因。对于不同原因所造成的"地包天"，其治疗方法也有所区别。

　　"地包天"的最佳治疗时间是什么时候　孩子如果有"地包天"，不能等换完牙后再治，而是需要尽早治疗。作为家长，一定要时刻留意宝宝的牙齿长得如何，不要认为孩子的牙齿迟早会掉就忽略治疗，处理不当很有可能会给孩子留下终身阴影。2～5岁是乳牙期反𬌗的最佳矫正时期，3～6个月即可完成。替牙期反𬌗，一般在6～12岁时需进行二次矫治，此时矫正相对比较容易。如替牙期反𬌗未及时矫正，恒牙期矫正一般是在12岁以后，需应用较复杂的矫治器，此时矫正难度高、效果较差。

💗 及时纠正宝宝口腔坏习惯 💗

　　吮指习惯　正常儿童几乎都有吮指习惯，在2～3岁前可视为正常的生理活动，通常4～6岁会自行消失，若在此之后仍然继续，则可能出现牙弓狭窄，上牙前突，前牙咬合不良等情况。

　　舌习惯　儿童因替牙或龋齿等情况，常用舌尖舔感觉异常的牙齿；一些儿童由于扁桃体肥大等原因将舌前伸以使呼吸道通畅，长时间作用就会形成吐舌或舔牙的习惯，可能造成开𬌗、反𬌗、下前牙出现间隙等情况，若不及早治疗，甚至可能造成骨性畸形。

　　唇习惯　多发生在6～15岁。儿童常由于情绪不好而出现咬唇动作，日久形成唇习惯，女孩多见。唇习惯可能会造成上下前牙唇向或舌向倾斜，甚至可能出现下颌后缩或反𬌗等骨性畸形。

　　偏侧咀嚼习惯　常常由于一侧后牙有严重龋坏或乳、恒牙早失造成该侧不能咬合，无法进行正常咀嚼，只能用健侧咀嚼食物，久之就形成了偏侧咀嚼习惯。偏侧咀嚼习惯可能会造成颜面左右两侧发育不对称，下中线乃至下颌向一侧偏斜。

　　咬物习惯　多见咬铅笔和啃指甲，还可见咬各种文具及衣服被角等。咬物固定在牙弓的某一部位，常形成局部小开𬌗畸形。

　　睡眠习惯　儿童睡眠时，常用手、肘或拳头枕在一侧的脸下，有时用手托一侧腮部读书或思考问题，都可能对颌面骨骼的正常发育及面部对称性造成障碍。

对以上儿童口腔不良习惯,切不可掉以轻心。否则不仅影响美观,还能影响咀嚼、发音,给孩子长大后的职业选择与精神、身心健康带来负面影响。如果坏习惯已经形成,家长则要耐心引导,鼓励和调动儿童自行改正。毕竟养成好习惯需要较长时间的坚持,破除坏习惯也并非一朝一夕之事。如果孩子无法改掉口腔坏习惯,家长还可以求助专业的口腔矫正医生,医生会根据孩子的情况进行阻断性治疗,以及制作矫治器帮助儿童矫正坏习惯。

牙齿健康与食物的关系

大家都知道,糖是引起蛀牙的一个主要因素。除了糖果,还有哪些容易引起蛀牙的食物呢?吃哪些食物不容易引起蛀牙呢?

容易致龋的食物 容易致龋的食物通常比较甜、黏,在牙面上不容易被清洁下来,如糖分较高的饼干、蛋糕、糖果等。在进食这类食物时,要注意频率。此外,进食完后最好用清水漱口,方便的话最好及时刷牙,减少糖分在牙面停留的时间。对于非甜黏的食物,如米饭、面食等,也需要我们加以注意。这些碳水化合物虽然不像蛋糕、饼干那样甜黏,但它们在消化分解过程中会产生糖分,成为细菌能量代谢的来源。这也是有些爸爸妈妈一直疑惑的"孩子很少吃糖为什么也会蛀牙"的原因之一。因此,每日三餐后,必须清洁口腔,减少食物残渣在牙面的停留,减少细菌的能量补充,从而减少蛀牙的发生概率。

不容易致龋的食物 不容易致龋的食物就是那些可以摩擦牙面,不易黏滞在牙齿表面,在分解过程中不产生糖或者产生较少糖的食物,如粗纤维的蔬菜等。胡萝卜、黄瓜等蔬菜都非常好,既含纤维又不会很甜,可炒着吃、拌着吃,也可以生吃。让孩子多啃生胡萝卜、黄瓜、玉米等,还可以促进颌骨的发育。水果可以补充水分和维生素,含纤维多,也是日常应该吃的食物,但要注意不能过量食用含糖量多的水果。吃完后也要记得漱口。

食物与牙齿美观 食物不仅与龋齿有相关性,对牙齿的色泽、美观也有影响。例如,常吃深色的食物,如巧克力、海苔等,可能会引起牙面的色素沉着,牙齿一点点变得黑起来。食用这类食物后,尤其要注意把牙刷干净。如果已经形成牙面色素沉着,可以到牙医处清洁干净。此外,长期服用中药或某些药品,也可能造成牙面色素沉着。但我们也要防止过犹不及,适当让孩子吃一点爱吃的东西,均衡营养,餐后及时漱口刷牙,保持口腔清洁,定期拜访牙医。

儿童口腔就医时刻

很多家长对于孩子长牙,要么听之任之,要么一知半解。如何让孩子顺利长牙?应该什么时间带孩子去看牙?什么时候该注意孩子哪些口腔情况?

4～6个月 宝宝一般在4～6个月萌出第一颗牙。宝宝萌牙之后,最好能够带宝宝到专业口腔医院检查,听取一些专业医师对宝宝口腔卫生的意见与建议。宝宝在4个多月后会开始萌牙,一般的表现是口水增多,随后第一颗牙就在这个时候冒出来,位置一般在下前牙床中间。在宝宝所有的身体发育中,拥有健康的牙齿非常重要,牙齿可以帮助宝宝咀嚼食物,当他开始学说话时,牙齿决定了他的咬字和发音,牙齿还影响着宝宝上腭的生长。所以,一定要重视第一次看牙。

注意事项:在宝宝出第一颗牙时,就应该帮他刷牙了,一天两次,最重要的一次是在晚上睡觉前。要用婴儿牙刷或柔软的纱布轻轻地帮他清洁牙齿。建议在宝宝周岁后尽量戒除夜奶,不要让其养成含着奶瓶入睡的习惯。

2～3岁 宝宝20颗乳牙全部长齐的时间在2岁半～3岁。在宝宝开始长乳牙之后,要让医师对孩子的牙齿、颌骨发育进行检查,同时可以做一些预防龋齿的诊治,如涂氟、窝沟封闭。其实在第一次检查牙齿之后,家长应坚持定期由较固定的一位儿童牙科医师为宝宝检查牙齿,建立系统的口腔检查档案。这样能够跟踪孩子牙齿发育情况,也可以让宝宝习惯看牙的轻松氛围,以后如果要进行严格的口腔治疗,依从性会更高。在孩子乳牙萌出期间,出现龋齿情况应及时就医,不要轻视宝宝乳牙龋齿。保持乳牙健康非常重要,不仅能保证咀嚼食物,促进颌骨和嘴部肌肉的发育,更重要的是健康的乳牙为恒牙生长保留了空间,能够引导恒牙正常萌出。在这个阶段,建议每半年为宝宝涂一次氟,涂氟就是把氟化物涂到牙齿的各个面上,口腔里潮湿的环境及口水会迅速硬化氟化物,氟化物就会黏在牙齿上生成一层保护膜,促进脱矿的乳牙再矿化,从而提高牙齿对龋齿的抵抗力。

注意事项:宝宝满周岁后,家长就可以用牙刷为其刷牙了,牙刷要小,刷毛要软,这个时候可以使用含氟的牙膏,但要控制用量,过量使用含氟牙膏会导致牙齿有黄斑。

6岁左右 这个时候孩子已经开始萌出第一颗"六龄牙",这是他人生第一颗恒牙,这颗牙齿的萌出意味着做窝沟封闭的时间到了。孩子6岁左右会长出第一颗恒磨牙,磨牙的"沟沟壑壑"很多,清洁难度较大,是食物残渣最理想的藏身之所,细菌滋生繁殖,最易发生龋齿。将这些沟壑填补起来,既可方便清理,也可让细菌无所遁形,磨牙也就得到了保护。孩子萌出"六龄牙"之后,应及早做好窝沟封闭,事前预防要比事后处理简单得多,孩子受的罪也少得多,事前预防经济实惠、方便快捷。

注意事项:其实窝沟封闭不仅仅可以针对恒磨牙,还可以根据需要对乳磨牙进行窝沟封闭。做窝沟封闭的最佳时间为:乳磨牙3～4岁,第一恒磨牙6～7岁,第二恒磨牙11～13岁,前磨牙9～13岁。

6～12岁 在6～12岁,乳牙陆续脱落,恒牙萌出,医师将这个时期称为替牙期或混合牙列期。这个时期,乳牙、恒牙都共同存在于口腔内,所以口腔情况较之前、之后都更复杂,而且这是恒牙建立新的咬合关系的关键时期,不仅仅要注意孩子的龋齿问题,也要注意咬合问题,一旦发现苗头不对,应及时就医。

在乳牙、恒牙替换期间,家长首先要注意"双排牙",即孩子的乳牙未脱落,而旁边又萌出新牙。对于这种情况,要及时去医院拔除滞留的乳牙,腾出位置,使错位的恒牙逐渐恢复到正常位置上。其次,家长要注意乳牙脱落的时间,乳牙过早脱落,称为乳牙早失。这会造成两侧邻牙向缺牙空隙倾斜,使缺牙间隙变小,恒牙因间隙不够而错位萌出。这时,要去医院佩戴缺隙保持器,防止两侧牙齿倾斜,直至恒牙萌出。最后,要注意恒牙是否有超过替牙期时仍没有萌出的情况。这种情况的原因比较复杂,如多生牙、恒牙发育异常、缺钙等,所以还是请家长带孩子去医院进行检查,及早处理。

这一时期的小孩,牙列状况比较混乱,原本整齐的牙列开始变得歪歪扭扭、牙列拥挤等。在牙齿发育过程中,有时会出现暂时性的错位咬合,一般会自行恢复正常。而有的错位咬合不能自行调整,会影响颜面发育,应去医院诊治。如果在替牙期出现反𬌗、下颌后缩(小下巴)等牙𬌗畸形,不要犹豫,马上就医,否则会影响容貌。

注意事项:美国正畸学会推荐所有儿童在7岁之前进行一次正畸咬合检查。在这个时间段,家长最好能够尽早带孩子到正畸科进行专科检查,每半年复查一次,能够实时掌握孩子的换牙情况,也方便医师及早发现一些隐藏的问题,及早干预。

13岁左右 这个时候孩子已经完成了乳牙和恒牙的交替,此时,孩子的每一颗牙齿都将是陪伴他度过一生的"战友"。父母应该不断向孩子灌输"牙齿很重要"的观念,以及培养影响孩子一辈子的口腔卫生习惯。这段时间也是口腔正畸的黄金时机。

这个时期,孩子的牙齿已替换完成,家长可以带孩子找正畸医师对孩子的全口牙进行评估,决定是否需要进行口腔正畸。一般,常见的错𬌗畸形在这个阶段都可以得到很好的治疗。同时,这期间青少年处于颌面部生长发育快速期,牙齿移动和牙槽改建都能达到最佳水平,所以这个时期是口腔正畸的黄金时机。但口腔正畸因人而异,疗程有长有短,时间为几个月至2~3年不等。

注意事项:为了减少牙齿畸形出现,应留心观察孩子的口腔习惯。如发现孩子有咬铅笔、吮指、咬唇、吐舌等不良习惯,要及时纠正。因为早期采取一些简单治疗可在很短时间阻断畸形的发生和发展,取得事半功倍的效果。正畸治疗不仅能让孩子拥有灿烂的笑容,而且还可以防止牙龈萎缩、牙齿松动等情况的发生。

孩子长牙事关一生的"口福"和颜值,家长自身要有意识,每半年去一次口腔专科医院为孩子进行口腔检查。家长应特别注意以上几个特定阶段,孩子的牙最容易在这几个阶段发生这些问题。口腔问题的事前预防要比事后处理简单、方便、经济得多。

第五节　婴幼儿皮肤护理

💜 婴幼儿皮肤的特点 💜

婴儿的表皮是单层细胞,而成人表皮是多层细胞,角质层较厚,对外界抵抗能力较强。婴儿的皮肤仅有成人皮肤十分之一的厚度;婴儿真皮中胶原纤维含量少,皮肤缺乏弹性,皮肤很容易受损。因此要选用纯棉、柔软、易吸水的贴身衣服和尿布。

婴幼儿皮肤发育不完全,仅靠表面一层天然酸性保护膜来保护皮肤,防止细菌及其他病原微生物感染。因此,宝妈在给宝宝洗澡时不要用碱性太强的洗护用品,应选择中性或婴儿专用洗护用品,以减轻天然酸性保护膜受损。

婴儿皮肤的角质层尚未发育成熟,真皮和纤维组织较薄,皮肤柔嫩、敏感,抵抗干燥环境能力较弱,在给宝宝洗完澡后涂抹润肤露非常有必要。一般选择不含或者含香料较少的婴儿专用护肤品,和宝宝经常接触的成人,最好和孩子使用相同的婴儿润肤品。

婴儿皮肤黑色素生成少,色素层比较薄,很容易被紫外线灼伤。阳光虽然有利于婴儿健康,可以预防佝偻病,但强烈紫外线会损伤婴幼儿皮肤组织。因此,婴儿不能过度暴露在阳光下。

婴儿的汗腺及血液循环系统处于发育阶段,体温调节能力远不及成人,当环境温度升高时,婴儿的体温随之升高,当环境温度下降时,婴儿的体温随之下降。保暖至关重要,不能给宝宝穿得过多或过少,应以体温为准,宝宝体温一般维持在 36.5～37.2 摄氏度为宜。

婴幼儿的皮肤清洁与护理

由于宝宝还小,不能够独立洗澡,需要宝妈宝爸完成,婴幼儿皮肤薄嫩,宝妈宝爸给宝宝洗澡时手法一定要轻柔,以免其薄嫩的皮肤受到损伤。宝宝免疫力低,对环境变化的适应能力较差,因此,给新生婴儿洗澡的时间不应过长,一般控制在 5～7 分钟。宝宝满月后,洗澡时间可逐渐增加,夏季可增加到 15 分钟左右。为保证洗澡的顺利进行,必须在洗澡前做好准备工作。

洗澡的时间与温度

一般在上午 10 点到下午 4 点之间给宝宝洗澡。冬天更应该选择在这个时间段洗澡,因为这是一天中气温最高的时段。在洗澡前应该关闭门窗、电风扇,使室内温度达到 24～26 摄氏度。冬天要开启暖气调节温度。新生儿洗澡宜在喂奶前 30 分钟或在喂奶后 1～1.5 小时进行。洗澡时的水温宜保持在 38～40 摄氏度。用肘关节试水温,水温是否适宜最好由温度计来判断,这样既不会因为水温太高烫伤皮肤,也不会因为水温太低造成宝宝感冒。

洗澡前用品的准备

洗澡前先准备好婴幼儿洗浴专用物品,如专用的浴盆、小毛巾、浴巾、水温计、热水、沐浴露或婴儿皂、洗发水、润肤露、护臀霜、75％酒精、棉签、换洗的衣服、尿片、爽身粉等。

洗澡步骤

洗脸与洗头 清洗之前,于左肘部和腰部夹住婴儿的屁股,用左手掌和左臂托住婴儿头。用右手慢慢清洗:洗眼——由内眼角向外眼角擦;洗额头——由眉心向两侧轻轻拭擦前额;洗面——用洗脸的纱布或小毛巾蘸水后轻轻拭擦;洗耳——用手指裹毛巾轻轻拭擦耳郭及耳背;洗头——将婴儿专用对眼睛无刺激的洗发水倒在手上,然后在婴儿的头上轻轻揉洗,注意不要用指甲接触婴儿的头皮,若头皮上有污垢,可在洗澡前将婴儿油涂抹在宝宝头上,这样可使头垢软化而易于去除。最后将婴儿头上的洗发水洗干净。

洗身体 为婴儿脱掉衣服后立即将其放入水中,以免着凉;左手托住头、肩部;右手托住臀部并引导婴儿的脚先进入水中,然后逐渐降低婴儿身体的其他部位,进入浴盆。婴儿洗澡时的清洗顺序为:颈部—腋下—手、足—尿布区域(为女婴清洗尿布区域时,要注意由前向后洗)。最后,用清水冲洗干净婴儿的身体和头部。

洗澡结束后的护理 将婴儿放在铺好的浴巾上,将其迅速包裹起来并仔细擦干其身上的水分,特别注意擦干颈部、臀部、腋下等部位;用棉棒蘸一点植物油,在外耳道、鼻腔轻轻转2～3圈,清洁出污垢与水珠;用棉棒蘸75％酒精清洁脐部,最后为婴儿穿上干净的衣服。

爱心小贴士

(1)建议每天都洗澡。天热时每天洗一至两次,天冷时应尽量将室温调节至24～26摄氏度,亦可每天洗一次。洗澡及护理过程中要注意保暖。

(2)为早产儿及皮肤有破损的新生儿洗澡时,只用温度适宜的清水擦洗即可,不可以在皮肤有破损的地方擦洗,以免造成皮肤感染;为足月儿洗澡时,可选用中性婴儿沐浴露,并注意不要使泡沫流入婴儿眼睛、鼻腔及口腔内。

(3)每次洗澡时间不宜超过10分钟。洗澡结束后立即用吸水性好的柔软毛巾轻轻擦干婴儿身体,再捈抹上婴儿专用的润肤露,保护好宝宝皮肤屏障。

(4)宝宝生病和注射疫苗后不能立即洗澡,哺乳后30分钟内不要洗澡。

(5)在婴儿的脐带未脱落前,不要让洗澡水浸湿脐部,以免造成脐部感染。

(6)宝宝洗澡结束后,宝妈宝爸在做面部及外耳道口、鼻孔等处的清洁时,勿用力挖外耳道及鼻腔。由于口腔黏膜细嫩、血管丰富、极易擦伤而引起感染及出血,也不可经常用力擦洗口腔,以防细菌等其他病原微生物进入而引起感染。

婴幼儿皮肤病的特点及护理

宝宝皮肤娇嫩,局部防御能力差,经常会发生这样、那样的问题,常常让新手宝爸宝妈十分焦虑。婴幼儿常见的皮肤问题有生理现象和病理现象。生理现象包括新生儿红斑、新生儿粟粒疹、乳腺增生、阴囊色素深、蒙古斑等,一般无须特殊治疗,随着宝宝的生长发育会自己变好;病理现象包括新生儿痤疮、尿布疹、婴幼儿湿疹、痱子、婴幼儿脂溢性皮炎、婴幼儿血管瘤、太田痣等。对于皮肤病理现象,需要及时就医用药处理。

常见的婴幼儿皮肤生理现象

新生儿红斑　新生儿红斑是宝宝出生后几天最常见的皮肤生理问题。多数发生在洗澡之后,有时受光线、空气、肥皂、毛巾、温度等刺激都会出现红斑,还会融合成片。这些红斑长在面部、躯干及四肢,2～3小时后自然消失。红斑经常会反复出现,不过一周左右会自愈,无须特殊治疗。

新生儿粟丘疹　新生儿粟丘疹又称皮脂腺增生,也很常见,大约有50%的新生儿会发生。皮损好发于颜面部,特别是眼睑周围,表现为黄白色的、坚实性球状丘疹,表面光滑,顶部尖圆,无融合,大小为1～2毫米,上覆极薄表皮,基底无红晕,可以挤出坚实的角质样球状颗粒,皮损发展缓慢,可持续多年。治疗时,局部消毒后用细针挑破表皮,取出黄白色小颗粒。

乳腺增生　宝宝刚出生时,由于母体雌激素的刺激,有乳房周围肿大,甚至溢出像乳汁一样的液体的情况都为正常现象。随着母亲激素在宝宝体内的代谢,这种现象会自然而然地消失。值得注意的是,一些"民间秘方"会挤压宝宝的乳头,这不仅会导致局部皮肤屏障功能减弱,引发皮肤感染,还会导致皮肤脆性增加,造成局部软组织水肿,甚至导致出血。有些情况下,刚出生不久的宝宝有乳头凹陷的情况,都是正常现象,它会随着宝宝的生长发育慢慢向外凸起最终恢复正常。因此,如果宝宝出生后有乳头凹陷的情况,妈妈们不必过于担心。

阴囊色素深　一般,男性婴儿阴囊的颜色为淡褐色,但有的宝宝会表现为深黑色,这时我们需要注意的是先天性肾上腺皮质增生症(congenital adrenal hyperplasia,CAH)的存在。宝宝出生后,一般医院会采集宝宝的几滴足底血,其中一滴血就是用于排除CAH的,所以,不要拒绝这项检查。大多数宝宝是一过性的阴囊色素深,这类宝宝通常足底血筛查没问题,而且阴囊色素会在满月后慢慢变淡,所以宝妈宝爸们不必担心。

蒙古斑　一些宝宝出生时在腰骶部、臀部出现单个圆形、椭圆形或方形浅蓝色、暗蓝色或褐色的色素沉着,称为蒙古斑,此为黑色素细胞沉着在真皮深层所致。本病几年内可自行消退,因此不需任何治疗。

鼻红粒病　本病始于幼儿,一般于出生后6个月至10岁发病,常有家族遗传性。在鼻端、鼻翼部发生多数密集红色粒状丘疹及弥漫性潮红,表面无鳞屑,偶见小疱及小脓疱。可有轻微的痒感,也偶有发生在颊、额部者。本病发展缓慢,通常至青春期自愈。患儿一般营养欠佳,常有手足发绀、手足多汗的症状,冬季易发生冻疮。本病到青春期可自行消退,一般不用治疗。如果病情较重,则应改善末梢血液循环,避免情绪紧张,多吃营养丰富的食物,给予鱼肝油、复合维生素B、维生素C及微量元素,以改变健康状况。

常见的皮肤病理变化

新生儿痤疮　刚出生的宝宝,皮肤是非常娇嫩脆弱的,每个妈妈都要加倍呵护,生怕宝宝皮肤受损害,但很多时候,一些皮肤炎症就是损害宝宝娇嫩皮肤的罪魁祸首,如新生儿痤疮。什么是新生儿痤疮呢?新生儿痤疮是一种常见的儿科皮肤炎症,一般发生在新生宝宝刚出生不久到2周岁时,男宝宝居多。新生儿痤疮一开始为散在性黑头粉刺,少数可发生丘疹和脓疱,偶有结节或囊肿。新生儿痤疮最常见的发病部位也是面部,发生的部位和青年人相似,多数发生在面部的前额、下巴、两颊等处。一般表现为红色丘疹、白头和黑头粉刺、小结节和脓疱等多种形态,粉刺可在数周内消退,丘疹和脓疱可于6个月内痊愈,愈后可留凹陷性瘢痕,少数可持续1年以上消退,并容易在青春期发病。

新生儿痤疮和青春期痤疮大不相同。宝宝在出生之前,在母亲体内获得的雄性激素导致皮肤分泌过多油脂,宝宝的面部皮脂腺分布广泛,皮脂淤积在皮脂腺内就形成了新生儿痤疮。那么宝宝得了新生儿痤疮要怎么办呢?

新生儿痤疮护理:宝宝长痤疮,妈妈就特别着急,生怕会留下疤痕,对宝宝漂亮的脸蛋有所影响,那么,妈妈要怎么护理新生儿痤疮呢?首先,宝宝长痤疮,妈妈千万不可以挤、捏,还要把宝宝的指甲剪短,防止宝宝抓花脸蛋。如果情况严重,一定要适当治疗。建议外用硫磺制剂,促使皮脂分泌畅通。出现炎性脓疱时,外搽氯洁霉素痤疮水液,可减少脂酸形成,消除炎症。如果感染严重,应在皮肤科医生指导下,合理应用抗生素类药物治疗。其次,妈妈一定要注意宝宝日常的皮肤卫生。每天要用温水给宝宝洗脸,再用洁净柔软干毛巾吸干宝宝脸上的水。再者,在平时的饮食中,妈妈要注意膳食平衡,不吃高脂肪及辛辣食物,多吃新鲜蔬菜及水果,这样有利于乳汁洁净,孩子吃了这样的乳汁才有利于康复。最后,要给宝宝多喝水,促使宝宝大便通畅,防止宝宝出现便秘。

以上就是新生儿痤疮的护理方法,妈妈在帮宝宝护理时一定要留意宝宝的皮肤情况,如果宝宝的皮肤炎症特别严重,就要到医院进行治疗,切莫胡乱给宝宝用药!

新生儿痤疮治疗:新生儿痤疮一般是不需多做治疗的,几周后便可自愈。如果症状较重,应及时到医院就诊,给予消炎、抗感染治疗。很多家长问,宝宝长痤疮可以擦皮炎平么?宝宝皮肤娇嫩,在此也要建议各位家长,切勿自作主张,乱用糖皮质激素药物,如皮炎平、肤轻松等软膏,长期使用可使皮肤萎缩,形成毛细血管扩张或毛囊炎,一定要到医院看医生,让医生来选择最适合宝宝的治疗方法。一般来说,新生儿痤疮在几个月内就会逐渐好转,很少持续到6个月以上,通常无须治疗。若持续不见好转,应去医院全面检查。由于新生儿的皮肤比较娇嫩,所以妈妈们最好不要自行用药。

尿布疹 尿布疹实际上是一种皮肤炎症,一般发生于 1～4 个月。由于尿液和粪便污染到了宝宝的外阴及臀部皮肤,造成了局部细菌定植,细菌分解尿液产生的氨刺激婴幼儿的皮肤,在臀部、外阴、股部等尿布接触部位导致红斑、丘疹、丘疱疹或糜烂等炎症反应,严重者可形成浅部溃疡。另外,再加上现在应用的尿不湿不透气、尿不湿和大腿接触和摩擦,会导致皮肤受到感染。

尿布疹皮肤的护理:我们建议勤换尿布来预防尿布疹。不要将橡皮布或塑料布包扎于尿布外。纸尿裤(即尿不湿)和传统棉布尿布有相同甚至更优的吸水效果。质量过关的尿不湿本身不会导致尿布疹,长时间不更换才会导致尿布疹。如果出现了轻微的尿布疹,不妨让宝宝在适宜的温度和湿度环境下敞开尿布,涂抹护臀膏,并保持局部干燥清洁,一般会好转。

尿布疹的治疗:若由于护理不当,尿布疹加重,早期红斑阶段可外用扑粉或炉甘石洗剂,有糜烂或渗液时需要到专科医院诊治,用硼酸水溶液或醋酸铝溶液稀释后湿敷,干燥后可外擦锌氧油、123 糊等,切勿用肥皂或热水烫洗局部皮肤。

婴幼儿湿疹 婴幼儿湿疹是婴儿期最常见的皮肤病理性疾病,也可以理解为过敏性皮炎,多发生于 2～3 个月的婴儿,1 岁以后逐渐减轻,2 岁以后大多数可以自愈,但少数可以延伸到幼儿或儿童期。有婴儿湿疹的孩子以后容易发生其他过敏性疾病,如哮喘、过敏性鼻炎、过敏性结膜炎等。儿童湿疹多见于头面部,如额部、双颊、头顶部,以后逐渐蔓延至颈、肩、背、臀、四肢,甚至可以波及全身。婴幼儿湿疹最初表现为散发或群集的小红丘疹或红斑,而后逐渐增多,并可见小水疱、黄白色鳞屑及痂皮等。儿童湿疹虽不是什么大病,但因瘙痒,患儿会很痛苦。有人认为湿疹是热出来、捂出来的,其实并不准确。宝宝湿疹的直接病因是复杂的,其中过敏因素是最主要的,所以有过敏体质家族史,父母有过湿疹、过敏性鼻炎、过敏性皮炎、过敏性结膜炎、哮喘、食物过敏和药物过敏等的宝宝就容易发生湿疹。对于发生了湿疹的宝宝,许多物质又会诱发或加重湿疹症状,如食物中蛋白质,尤其是鱼、虾、蛋类及牛乳,接触化学物品(护肤品、洗浴用品、清洁剂等)、毛制品、化纤物品、植物(各种植物花粉)、动物皮革及羽毛,发生感染(病毒感染、细菌感染等),日光照射,环境温度高或穿太暖,寒冷等,都可以刺激宝宝的湿疹反复发生或加重。婴儿容易发生湿疹还有自身的因素,因为婴儿的皮肤角质层比较薄,毛细血管网丰富且内皮含水及氯化物较多,所以对各种刺激因素较敏感。

婴幼儿湿疹的护理:避免过度洗浴,洗澡时水温不易过高,以 38 摄氏度左右的水温为宜,尽量少用化学洗浴用品如碱性强的肥皂,以免破坏皮肤屏障功能,洗浴后擦干身体水分,涂保湿润肤剂。但注意要使用不含色素、香料及防腐剂的润肤剂,以免引起二次过敏,加重湿疹;不能穿、盖过多,以免捂得过热,易诱发或加重湿疹。注意不穿羊毛、化纤等对皮肤有刺激的衣物。婴幼儿最好穿纯棉布(注意勿用纱布,易脱线)的宽松衣服,不宜太厚,包裹双手以减少搔抓损伤、继发感染的机会;居室内不养动物、飞禽等,可减少皮肤刺激及常见气源性变应原接触;忌用刺激性强的外用药。皮疹痂皮较厚者,宜先用消毒麻油湿润再擦掉痂皮,切勿硬性剥除。

饮食方面:查找到并避免过敏原。例如,牛奶蛋白过敏患儿应改食氨基酸配方粉或深度水解蛋白配方粉;尽量采用母乳喂养,一般来讲,牛奶容易引起湿疹,极个别者也可由母乳引起;添加辅食时,应由少到多,逐渐添加,使孩子慢慢适应,也便于家长观察是何种食物引起过敏。另外,妈妈应该调整自己的饮食,以减少母乳中的过敏成分,但即使是纯母乳喂养的宝宝,其接触的东西也实在太多,所以单纯控制过敏原并不能达到控制湿疹的目的。

婴儿湿疹应该怎样治疗:有部分宝妈认为,宝宝湿疹没什么,会自己痊愈的。这种想法不可取。因为有湿疹的宝宝会有瘙痒的感觉,会不自觉搔抓患处,不仅会使宝宝比较难受,还会造成湿疹消退后的局部色素沉着。值得注意的是,对于轻度湿疹,不建议一出现湿疹就直接使用糖皮质激素软膏,因为激素类药物会有一定的副作用,而且有一定的依赖性。对于轻微的湿疹,可以通过调整母亲饮食和给宝宝涂抹保湿霜来解决,外涂保湿剂和婴儿润肤露是有效果的。对于湿疹较重的患儿,大多会选择外用糖皮质激素软膏来治疗,一般来说,在医生的指导下合理使用外用激素软膏能很快地控制湿疹,并且不会对孩子的健康成长有负面作用。但是,如果长期大量使用外用糖皮质激素(选择激素软膏需找专科医生指导),特别是强效激素,就有可能导致不良反应的发生。

痱子　痱子在医学上也叫作"汗疹"。大多数家长都比较熟悉这种皮肤病,夏季多发,多因为天气湿热,特别是小孩子,活动量大,在炎热的天气里,最易长痱子。天热易出汗,孩子的皮肤还很娇嫩,汗液就会不断刺激汗腺口,汗腺管梗阻或断裂导致汗液滞留而长痱子,大约4％的宝宝长过痱子。痱子通常分为白痱、红痱和脓痱。汗液滞留在表皮的痱子叫白痱,是皮损为针尖大小的透明小水疱,多分布在前额、胸背部以及手臂屈曲等皮肤皱褶处,水疱消失后,可能留下细小鳞屑。汗液滞留在真皮的痱子叫红痱,表现为前额、胸颈部以及皮肤的皱褶处出现的皮损为针帽大小的红色基底的小丘疹或丘疱疹,有刺痛感或痒感,是皮肤局部的炎症反应。如果红痱上面有脓头,则称为脓痱,也称为脓疱疹。如果宝宝衣服不透气，就更易引发痱子。痱子易出现在汗多的胸背、额头、颈部等处，而且还很痒，孩子想抓抓不到，容易引起孩子的烦躁感，影响正常的活动。

痱子的家庭护理：保持皮肤干燥，小孩子活动量大，易出汗，所以要护理好孩子的皮肤，保持皮肤的清洁；夏天要勤洗澡，勤给宝宝换衣服，以保持孩子皮肤的干燥，这样，汗液就不会长时间刺激宝宝细嫩的皮肤；给孩子洗澡的水不宜太热或者太冷，以减少对皮肤的刺激。洗澡时尽量不用碱性太强的洗浴用品，选择性质较温和的浴品给孩子洗澡，要尽量减少对孩子柔嫩肌肤的刺激；给孩子洗澡时要注意力度适中、轻柔，不要用力去擦有痱子的地方，防止把痱子擦破，那样孩子就会更难受了，还易发生感染。洗完澡时用柔软的毛巾轻轻擦干，再适当搽些痱子粉，保持干燥，可减轻刺痒感。不要在烈日下玩耍，夏天天气本来就够热了，阴凉处都能感觉到一阵阵热风袭来。小孩子却不会太注意，只要能玩尽兴，什么热不热的，管他呢！所以，家长就得及时提醒孩子，别在炎炎烈日下玩耍，出了汗，尽量及时给孩子擦干，时刻保持皮肤干燥，防止痱子乘虚而入。保持毛巾、浴巾的清洁，起痱子的原因也与毛孔没有清洁好有关，会由于毛巾、衣服或手上的污物等堵塞汗腺孔，汗液排泄不畅而造成。因此，给孩子用的毛巾和浴巾一定要保持清洁，勤消毒或经阳光暴晒杀菌。忌用不洁的手或随便一块布给孩子擦拭，保护好孩子柔嫩的皮肤。睡觉时也要保持凉爽，如果温度高，孩子睡觉时也易出汗，特别是平躺着睡时，后背和后脑勺都是易出汗的部位。孩子睡着后，适当给孩子翻个身，或者侧卧位睡会更好。最好为孩子铺个凉席，不要太凉太宽的麻将竹片席，亚麻席或者草席即可，这样就能保证孩子在睡觉时也能保持身体的凉爽了。如果实在太热，可以使用空调，但应注意将温度稍微调高些，防止孩子着凉。衣着方面以清凉为主，在炎热的夏日里，最好给孩子穿轻薄、凉爽、宽松的衣服，小孩子的衣服不宜紧绷，要以舒适为主，太紧绷的衣服不利于孩子身体健康，也不利于夏季排汗。特别是爱起痱子的胸背等处的布料，更要保持柔软与凉爽，最好穿柔软又吸汗的棉质衣服。多喝水、吃果蔬，补充水分和维生素，水果和蔬菜里含有丰富的维生素和水分，既可以补充营养，给孩子增强抵抗力，还可以让孩子感觉清凉，解暑气。还可以给孩子熬些绿豆汤等解暑饮品，对孩子各方面都有好处。保持好心情，不急不躁，俗话说"着急上火"，不仅是小孩子，大人也适用，人一着急就容易"上火"。特别是炎热的夏季，没病没灾的心情都易烦躁，如果起了痱子，心情就更易烦躁了。笔者就有这方面的经验，女儿小时候，一热就有些急，在她急的时候，就会感觉更热，她身上的痱子就会变得比平时红许多，看起来就像有更多痱子似的。俗话不是说

"心静自然凉"吗！所以,得先让孩子的心情稳定、平和下来,再采取其他如洗澡、吹风或者擦拭等降温措施。

痱子的治疗:以清凉、收敛、止痒为原则。对于痱子的治疗,一般仅需外用药物,如果局部没有挠破流水,可用痱子粉或痱子水;用 1% 薄荷炉甘石洗剂或炉甘石洗剂涂敷,每日 2～3 次。脓痱则以 2% 鱼石脂炉甘石洗剂外搽,每日2～3 次。瘙痒严重时,可口服扑尔敏等药物止痒;如果痱子没有得到控制,严重者会出现化脓导致的脓疱疹,这时就需使用外用抗生素软膏(如百多邦)治疗皮肤细菌感染,请在专科医生指导下使用该类药物。如果外用抗生素软膏后皮疹仍然不消退或者变得更厉害,如有发热等情况,则需要立刻就医。

脂溢性皮炎 脂溢性皮炎俗称"乳痂或头垢",是皮脂溢出部位的慢性炎症,属于脂溢型湿疹。好发于 3 个月以内的宝宝,是由于宝宝的头皮部位皮脂腺分泌旺盛,加上清洁不当导致的皮肤炎症。婴幼儿脂溢性皮炎症状通常从头部开始出现,症状加重时向面部、耳后、上胸部等其他部位发展;最初出现淡淡的红斑,随后逐渐产生落屑,甚至呈现黄褐色或白色结痂;严重时前额、颊部、眉间皮肤潮红,表面覆盖黄色油腻性鳞屑,头皮上还可见较厚的黄浆液痂,痂下有炎症并有糜烂现象。轻型婴儿脂溢性皮炎多无须特殊治疗,一般在 2 岁内就可自行痊愈。

脂溢性皮炎的护理:脂溢性皮炎不太痒,但头皮上的层层结痂易继发感染,通常,继发感染后,会导致患儿因患处痒痛而搔抓,所以清洗结痂是护理的重点。洗头洗澡时不能用碱性强的肥皂或浴液,水温不能过热。可用煮沸消毒的甘油、植物油或润肤油涂抹于痂皮上,等待两小时,痂皮软化后再用婴儿洗发精清洗即可。清洁头皮时动作要轻柔,切勿擦破皮肤;对于喝母乳的婴幼儿,宝妈们需要保持饮食清淡,避免食用辛辣食物、油脂含量高的食物及"发物";对于婴幼儿,应及早做预防护理。研究发现,日常护理中,抚摸能有效降低新生儿脂溢性皮炎的发生率。抚摸方法为:护理人员在抚摸患儿前,要剪去指甲,做好清洁工作,然后将新生儿放置在平面上,取适量婴儿润肤油依次抚摸头面部、前胸、四肢等。

婴幼儿脂溢性皮炎的治疗:禁止随便使用外用药,不合理使用外用药会使症状加重,病程延长。可适当涂搽含 1% 新霉素的霜剂或氢化可的松霜(不能用强效类固醇皮质激素制剂)。口服 B 族维生素如维生素 B_6、维生素 B_2 或复合维生素 B 等。

婴幼儿血管瘤 婴幼儿血管瘤是婴幼儿时期最常见的一种先天性血管畸形或血管内皮细胞增生而形成的良性肿瘤。本病多于出生时或出生后不久发病。女婴多于男婴,比例大约为 3:1,早产儿发病率较高。宝宝出生后常发生于头、面及颈部,局部出现红斑,早期不高出皮肤表面,出生后 3～6 个月,血管瘤生长较为迅速,1 岁以内可长到最大限度,2～3 岁后停止发展,相当少部分小儿 5～7 岁以内皮损可自行消退。有部分宝宝血管瘤随着年龄增长而不断增大,皮损高出皮面,颜色由红色发展成紫红色斑块,尤其是长在颜面部的血管瘤,会严重影响宝宝容貌,使宝爸宝妈担心。

婴幼儿血管瘤的护理:日常护理,血管瘤的血管壁较薄,比较容易破裂出血,严重者甚至流血不止,造成感染,从而对患儿形成更大的伤害。因此,避免血管瘤破裂是患儿护理的第一要务。宝宝比较爱动或抓挠,因此家长要看护好,避免抓挠造成破裂出血,平时,做好患病部位的预防也很重要,避免衣物频繁摩擦。给患儿洗澡时更不要用力搓洗,可用软布轻拭。饮食方面,宝妈不要给宝宝吃过咸、过辣以及刺激性过强的食物,因为这些食物会刺激宝宝的肠胃以及血管,使血流加速,进而增大血管负担,对皮损的康复不利,酸、甜、苦、辣、咸,这几种味道都有其自身的特殊作用,日常饮食应注意合理搭配。同时,注意提高宝宝机体免疫力,在日常饮食中,要注意患儿饮食的健康合理,营养均衡,并在日常饮食中多补充一些含有丰富维生素、蛋白质及微量元素的食物,可以选择多摄取一些谷类、鱼类、菌类、豆类、奶及新鲜蔬菜水果等食物,同时可以适当加强体育锻炼,以提高人体自身免疫力,增强对疾病的抵抗力。

婴幼儿血管瘤的治疗:年龄较小的婴幼儿,血管瘤不凸起于皮肤表面,随着年龄增大,血管瘤的颜色由鲜红色逐渐变成紫红色并凸起于皮肤表面,血管瘤体积也增大,需要尽早到医院皮肤科就诊治疗,越早治疗效果越好。

太田痣 太田痣又称"上腭部褐青色痣""眼皮肤黑素细胞增生病",是由太田正雄于 1938 年首次描述的一种波及巩膜及同侧面部沿三叉神经眼支、上颌支走行部位的灰蓝色斑片损害,好发于有色人种,女性多见。发病年龄在婴儿期及青春期有两个峰段,其中,1 岁以内发病者占 61.35%。太田痣最常见于眶周、颞部、鼻部、前额和颧骨。数厘米大小的色素斑可为灰蓝色、青灰色、灰褐色、黑色或紫色,斑片着色不均匀,呈斑点状或网状,界限不清楚。一般呈褐色斑状或呈网状,而蓝色较为弥漫。色斑颜色还常随年龄的增长而加深,在斑中偶有结节表现。约 2/3 患者同侧巩膜有蓝染或褐色斑点,有时睑结合膜、角膜也有色素斑,少数患者的口腔和鼻黏膜也有类似损害,5%～10% 病例为双侧性。患有太田痣的宝宝,随着年龄增长,会因太田痣影响美观而出现自卑心理。色淡而范围小者,可试用液氮冷冻、化学剥脱与皮肤磨削术等,部分病例可获较好效果。色深或范围较大者,应用上述疗法疗效较差,可选用染料脉冲激光如红宝石和 Nd：YAG(钇铝石,榴石晶体)激光治疗,术后不留瘢痕,可达较好美容效果。随年龄增长,太田痣色素颜色逐渐加深,因此提倡早期治疗。

葡萄球菌性烫伤样皮肤综合征　葡萄球菌性烫伤样皮肤综合征又称"新生儿剥脱性皮炎"或"葡萄球菌中毒性表皮坏死松解症",是由凝固酶阳性金黄色葡萄球菌所引起的一种严重皮肤感染。本病好发于出生 1～5 周的婴幼儿,病情初期为口周充血,24～48 小时后累及全身皮肤,为弥漫水肿性红斑,皮肤有压痛。在红斑基础上可出现松弛型大疱,全身的皮肤很快发生松弛性剥脱,剥脱后皮肤上留下亮红的裸露区,很像热水烫伤样。手部及足部皮肤可出现手套、袜套样剥脱。严重的葡萄球菌性烫伤皮肤综合征的患儿可伴有周身发热、厌食、呕吐等全身不适症状。

新生儿若出现葡萄球菌性烫伤样皮肤综合征,应立即到专科医院诊治,切记不可以在家看护及治疗。全身治疗最重要,应及早应用敏感抗生素,注意水、电解质平衡,加强支持治疗。加强护理,注意保暖,应用局部对症治疗等治疗方法。

第三章　预防接种

第一节　疫苗基础知识

💜 疫苗的概念 💜

疫苗是利用致病微生物及其代谢产物,经过科学加工而成的制剂,接种到人或动物体内后,能诱导机体产生特异性免疫,使机体获得预防相应传染病的免疫力,可预防、控制传染病的发生或流行。

💜 疫苗的种类 💜

根据研制技术,疫苗可分为传统疫苗和新型疫苗。传统疫苗是指采用早期的研制方法,疫苗成分是整个细菌或病毒等病原微生物的个体或病原微生物的某些亚单位成分,包括灭活疫苗、减毒活疫苗;新型疫苗主要是使用基因工程技术生产的疫苗,包括基因工程亚单位疫苗、基因工程载体疫苗、核酸疫苗等。

减毒活疫苗是从野生株或致病病毒或细菌衍生而来。这些野生病毒或细菌在实验室经反复传代被减毒后,人体接种较小剂量即可在体内复制,并产生良好的免疫反应。如果疫苗病毒的复制(生长)失去控制,减毒活疫苗在免疫缺陷患者如白血病、某些药物治疗、人类免疫缺陷病毒获得性免疫缺陷综合征等患者体内可能会引起严重或致命的反应。减毒活疫苗引起的免疫反应类似于自然感染,疫苗株可以在宿主体内繁殖(复制),但不像自然感染那样致病;减毒活疫苗除了产生体液免疫外,还可激活细胞免疫反应,产生记忆性淋巴细胞。抗原激活的 T 淋巴细胞可以对很低浓度的抗原起反应,T 细胞亲和分子在细胞表面表达量增加,并能大量分泌细胞因子,有利于机体免疫功能增强。除了口服疫苗外,通常接种 1 次减毒活疫苗即有效。目前,应用的减毒活疫苗有卡介苗(bacille Calmette-Guérin,BCG)、脊髓灰质炎口服疫苗、麻疹类疫苗(麻疹、麻风、麻风腮）、甲肝疫苗、乙脑疫苗、水痘疫苗等。

灭活疫苗是采用加热或化学剂将细菌或病毒灭活后研制而成的疫苗,在灭活过程中保留病原微生物抗原决定簇的完整性。裂解疫苗是将病原微生物进一步纯化,仅包含疫苗所需的成分。灭活疫苗不能在体内复制,主要产生体液免疫反应,只能产生记忆 B 淋巴细胞,不能产生记忆性 CD8$^+$ T 淋巴细胞,因此机体的细胞免疫反应很弱,需要多次接种,并需定期加强接种以提高或增强抗体滴度。接种灭活疫苗不会对免疫缺陷者造成感染,并且通常不受循环抗体的影响,即使血液中有抗体也可以接种。常用的灭活疫苗包括脊髓灰质炎灭活疫苗(inactivated poliovirus vaccine,IPV)、人用狂犬病疫苗、甲肝灭活疫苗等。裂解疫苗包括亚单位疫苗,如乙肝疫苗(HepB)、白破疫苗(DT)、百白破疫苗(DTaP)等。

多糖疫苗是由构成某些细菌表膜的长链或短链糖分子组成的灭活亚单位疫苗,它引起的免疫反应是典型的非 T 细胞依赖型免疫反应,产生的主要抗体是 IgM,只产生少量 IgG,不能使 2 岁以下儿童产生有效的免疫反应。多糖疫苗无免疫记忆反应,重复注射抗体滴度不升高。常用的多糖疫苗包括流脑 A 群多糖菌苗(MPSV-A),流脑 A、C 群多糖菌苗(MPSV-AC),23 价肺炎疫苗等。目前使用的结合疫苗有 AC 蛋白结合疫苗、B 型流感嗜血杆菌疫苗(HIB 疫苗)等。

基因工程疫苗是使用 DNA 重组生物技术,把天然或人工合成的遗传物质定向插入细菌、酵母菌或哺乳动物细胞中,使之充分表达,经纯化后制得的疫苗。目前,经常使用的基因工程疫苗包括乙肝疫苗、康希诺 5 型腺病毒载体疫苗、智飞龙科马重组新冠病毒疫苗(CHO 细胞)等。

联合疫苗是预防多种疾病的疫苗。随着疫苗种类和接种次数的增多,导致免疫程序复杂,增加了儿童接种痛苦。联合疫苗减少了接种针次,简化了免疫程序,逐步被接受,如五联疫苗、四联疫苗等。

宝宝接种疫苗的必要性

在我们生活的环境中,生存着众多细菌、病毒、真菌等微生物,一旦一部分微生物进入宝宝体内,就可能引发疾病,这些疾病还会一传十、十传百地在不同宝宝之间相互传播、感染,我们称它们为"传染病",传染病对宝宝健康危害巨大。宝宝初生时,体内往往有来自妈妈的多种"抵御传染病"的抗体,尤其是用母乳喂养者。因此,婴儿在半岁内很少得传染病。6 个月以后,随着母体里带来的抗体逐渐减少,宝宝的免疫力逐渐减弱,很易受到麻疹、小儿麻痹症、白喉、百日咳、破伤风、甲型肝炎、乙型肝炎、流行性脑脊髓膜炎、流行性乙型脑炎、风疹、流行性腮腺炎、水痘等传染病的威胁。这些疾病都比较严重，一旦染上会影响宝宝的生长发育，有的还会威胁宝宝生命或留下严重后遗症，给个人、家庭带来不幸。

为了提高儿童抵抗传染病的能力，预防传染病的发生，需要有计划地给宝宝进行预防接种，以保护宝宝健康成长。1岁以内宝宝几乎每个月都有需要接种的疫苗。疫苗是抵御疾病的最有力"武器"。

💜 接种疫苗能预防疾病 💜

当病原体侵入人体时，身体就产生一种抵抗这种病原体的抗体。病好后，这种抗体仍然留在体内，如再有这种病原体侵入，这种特异性抗体就会杀死病原体，从而能保护人体不再得此病。预防接种就是根据这个道理，将被特殊处理过的细菌、毒素或病毒制成各种特异预防针，接种到人体内，刺激人体产生特异性抗体，为机体建立一道免疫屏障。我们的免疫系统具有"记忆"能力，一旦再次接触到细菌或病毒，免疫系统就能够通过记忆反应识别出来，并迅速产生保护性抗体，免疫力会再次提升，消灭入侵的细菌或病毒。免疫系统记忆反应会在人体保留若干年、数十年甚至终生，当这种细菌或病毒再次侵入人体时，免疫系统可以更为迅速地做出反应，抵御疾病。

预防接种首先保护被接种者，使其免于发病，当接种人数达到一定水平时则形成免疫屏障。这时，由于大部分易感者接种了疫苗，得到了免疫保护，即使有传染源侵入，人与人之间的传播机会也会大大减少，传染病的传播链被人为阻断，可以保护一些未接种的人。

💜 正确认识免疫规划疫苗和非免疫规划疫苗 💜

我国疫苗分为两类：免疫规划疫苗和非免疫规划疫苗。免疫规划疫苗指政府免费向公民提供，公民依照政府的规定接种的疫苗。目前，我国的免疫规划疫苗包括乙肝疫苗、卡介苗、脊髓灰质炎疫苗、百白破疫苗、白破疫苗、麻腮风疫苗（MMR）、甲肝疫苗、MPSV-A、MPSV-AC和流行性乙型脑炎疫苗等。此外，还包括对重点人群接种的出血热疫苗和应急接种的炭疽疫苗、钩体疫苗。非免疫规划疫苗是指由公民自费、自愿受种的其他疫苗，如水痘疫苗、流感疫苗、B型流感嗜血杆菌疫苗、肺炎疫苗、轮状病毒疫苗、肠道病毒71型疫苗等。新冠疫苗比较特殊，不属于我国免疫规划疫苗，但因新型冠状病毒感染属于全球突发性大流行病，现阶段为国家付费，供公民免费接种。随着经济的发展和疾病防控的需要,免疫规划疫苗的种类在不断增加。

我国法律明确要求,儿童监护人应当与医疗机构、疾病预防控制机构相互配合,保证儿童及时接受预防接种。接种疫苗的法律强制性还体现在我国实行儿童预防接种证制度,儿童依法享有接种国家免疫规划疫苗的权利,并要履行接种国家免疫规划疫苗的义务。儿童监护人应当保证儿童按时接受国家免疫规划疫苗接种。

疫苗接种要规定程序和剂量

疫苗的免疫程序、接种剂量都是经过严格的科学实验和临床观察而得出的,为了达到最佳免疫效果,每种疫苗都有相应的免疫程序。只有按照免疫程序全程、足量接种,才能获得最好的保护效果。免疫程序所列各种疫苗第 1 剂的接种时间为最小免疫起始时间,最小免疫起始时间不能提前,否则为无效接种。

脊髓灰质炎疫苗、百白破等疫苗的两剂同种疫苗之间的间隔不能少于 28天,否则视为无效接种。因各种原因导致漏种的,补种漏种的剂次即可,不必从头开始接种。

一定要按规定的剂量接种疫苗,剂量太低不足以调动机体的免疫反应,过量接种,免疫力不但不升高,反而会抑制抗体的产生,使抵抗力下降,出现"免疫麻痹"。

国家免疫规划疫苗具体接种要求为:①第 1 剂乙肝疫苗:出生后 24 小时内完成。②卡介苗:小于 3 月龄完成。③第 3 剂乙肝疫苗、第 3 剂脊灰疫苗、第 3 剂百白破疫苗、第 1 剂麻腮风疫苗、第 1 剂乙脑减毒活疫苗或第 2 剂乙脑灭活疫苗:小于 12 月龄完成。④第 2 剂 MPSV-A:小于 18 月龄完成。⑤第 2 剂麻腮风疫苗、第 1 剂甲肝减毒活疫苗或甲肝灭活疫苗、第 4 剂百白破疫苗:小于 24 月龄完成。⑥第 2 剂乙脑减毒活疫苗或第 3 剂乙脑灭活疫苗、第 2 剂甲肝灭活疫苗:小于 3 周岁完成。⑦第 1 剂 MPSV-AC:小于 4 周岁完成。⑧第 4 剂脊灰疫苗:小于 5 周岁完成。⑨第 2 剂白破疫苗、MPSV-AC,第 4 剂乙脑灭活疫苗:小于 7 周岁完成。

多种疫苗的应用,应注意的问题

随着科学技术的发展,越来越多的疫苗投放于市场,不同疫苗的接种时间和间隔成为正确使用疫苗的关键。

如需同时接种多种疫苗,每次最多只能接种两种注射疫苗和一种口服疫苗,需在不同部位接种注射疫苗。不能把不同疫苗混在同一个注射器接种。

两种灭活疫苗 同时或间隔任何时间接种,均不会降低抗体反应,也不会增加不良反应的发生率。

两种减毒活疫苗 同时或间隔4周接种,目的是减少和消除先接种疫苗对后接种疫苗的干扰。如果两种疫苗同属活苗,一个为口服,一个为注射,则不会相互干扰,可以在任何时间接种。

灭活疫苗和减毒活疫苗 可以在接种前后任何时间接种。

💗 有的疫苗产生免疫需要多次接种 💗

与自然得病获得的抗体相比,预防接种产生的抗体量要少些,维持的时间也短。为使机体形成有效的免疫保护,接种疫苗必须有足够的剂次。一般来说,减毒活疫苗的接种剂次比灭活疫苗少。灭活疫苗则需要多次接种才能使机体获得免疫保护,如完成百白破疫苗、乙肝疫苗的基础免疫必须注射3剂次,接种1剂次不能产生有效保护,必须分次接种,使机体存在一定量的抗原刺激,达到预期的免疫效果。

💗 预防接种后不会马上产生免疫力 💗

预防接种后,人体需要一段时间才能产生免疫力,这段时间为诱导期。诱导期时间的长短与生物制品的种类、接种次数、接种途径及宝宝的身体状况有关。一般来说,初次接种后3～4周才能产生有效免疫;再次接种则只需1周左右。因此,为了预防传染病,最好提前接种疫苗,接种疫苗后2周内保护力尚不够,仍要当心宝宝被感染。

💗 接种疫苗不意味着100%保护 💗

疫苗均具有一定的保护率,绝大多数疫苗的有效率在90%以上,但由于受种者个体差异,如免疫应答能力低下等因素,可导致接种后免疫失败。另外,如果接种疫苗时受种者恰好已处在该疫苗所针对疾病的潜伏期,接种疫苗后仍会发病,这属于偶合发病。但大量观察发现,即使接种疫苗后发病,相对于不接种疫苗者,其发病后的临床表现也要轻很多。

💗 漏种疫苗,应及时补种 💗

未按照推荐年龄完成国家免疫规划规定剂次接种的18周岁以下人群,在补种时掌握以下原则:①应尽早进行补种,尽快完成全程接种,优先保证国家免疫规划疫苗的全程接种。②只需补种未完成的剂次,无须重新开始全程接种。③当无法使用同一厂家同种疫苗完成接种程序时,可使用不同厂家的同种疫苗完成后续接种。④各类免疫规划疫苗的具体补种建议可查阅本章第三节的免疫规划疫苗使用说明及反应处理部分,或咨询当地预防接种门诊及疾控中心等部门。

接种有风险,爸妈早知道

疫苗对于人体来说是异物,由于疫苗的生物学特性和宝宝的个体差异(健康状况、过敏性体质、免疫功能不全、精神因素等),部分宝宝接种后会发生反应,其中多数可自愈或仅需一般处理,如红肿、疼痛、硬结等局部反应,或有发热、乏力等全身症状,不会引起宝宝器官功能的损害。

另外,有些宝宝可能出现异常反应,但发生率极低。例如,有些宝宝对一些疫苗产生过敏反应,出现过敏性紫癜、血管神经性水肿,甚至休克等症状,那么在接种含有引起过敏成分的疫苗时,一定要慎重,接种前必须把宝宝的过敏情况反映给医生,最好不要再接种相同疫苗。

有时,宝宝也可能发生一些与疫苗无关的偶合症,宝宝正处于某种疾病的潜伏期,或者存在尚未发现的基础疾病,接种疫苗后恰巧发病(疾病复发或加重)。在预防接种过程中,偶合症的发生概率有多大呢?调查显示,我国0~4岁儿童两周患病率为17.4%。因此,即使接种是安全的,在未来两周内,每100名接种疫苗的儿童中仍会有约17名儿童患病,尽管所患疾病与疫苗接种无关,由于患病时间与接种时间密切关联,非常容易被误解为接种不良反应。

第二节　疫苗接种准备

接种疫苗是预防疾病最经济、最有效的方法,可为宝宝的健康提供一份保障,预防相应传染病于未然。另外,亦可借着预防接种的机会,让医生给宝宝的生长发育与生理状况做检查。及时带孩子接种疫苗是每位家长的责任。

如何给宝宝办理预防接种手续

(1)新生儿出生后在产科接种室接种第1剂乙肝疫苗和卡介苗,办理《预防接种证》。

(2)家长要在宝宝出生1个月内到户口或居住地就近预防接种门诊办理预防接种手续,告知医生联系方式和详细住址。

（3）居住3个月以上的外地暂住儿童,也要在现居地办理接种手续,继续以前未完成的接种。短期流动儿童建议在原门诊接种,不建议到外地接种疫苗。

（4）如儿童因故迁移、外出、寄居外地,可带好《儿童预防接种证》,在迁移后的新居或寄居所在地预防接种门诊继续完成规定的疫苗接种。

❤ 接种疫苗前的准备 ❤

（1）应按照预约时间前往接种门诊给宝宝注射疫苗,若宝宝当天因特殊情况不适合接种,应和接种单位预约下一次的接种时间。

（2）接种疫苗时应带上《儿童预防接种证》,医生凭证接种,并在证上登记接种的疫苗名称、日期和生产批号,以防止错种、重种和漏种。

（3）接种前,最好先给宝宝洗个澡,换上柔软宽大的衣服,便于露出接种部位,也不会摩擦针眼处皮肤。

（4）在接种疫苗前,应保证宝宝的饮食和正常休息,避免过饱或饥饿,以免发生紧张呕吐或低血糖等。

（5）掌握宝宝的健康情况,应注意有无急性疾病、过敏体质、免疫功能不全、神经系统疾病,接种前几天有无发热、拉肚子、咳嗽等,有没有接触过正患传染病的人,以便告诉医生参考。孩子腹泻时不要服用脊髓灰质炎滴剂,等病好后两周才能补服。

（6）如果孩子患有心脏、肝脏、肾脏疾病或癫痫病(俗称"羊癫风"),有过敏史(食物、花粉)或者发生过惊厥等,一定要告诉医生,让医生决定能否打针。如果孩子以前在接种疫苗时出现了发高热、抽搐、尖叫等反应,或有荨麻疹、哮喘等过敏反应,都要告诉医生。

（7）消除宝宝紧张心理。孩子对打预防针有恐惧感,特别是胆小的孩子,易发生晕针现象。接种前要给孩子做好安抚工作,或者让勇敢的孩子先打,以消除胆小孩子的紧张害怕心理。

❤ 接种疫苗时的注意事项 ❤

（1）仔细阅读预防接种知情同意书,详细了解所接种疫苗的性质、作用、接种禁忌、不良反应等。

（2）宝宝在睡眠状态接种疫苗容易受到惊吓,接种前要叫醒宝宝。

（3）接种疫苗时,家长抱姿很重要。家长取坐位,儿童坐于家长腿上;家长左臂抱紧儿童,儿童头部靠在家长左肩部;将儿童右臂置于家长身后;家长用右臂固定儿童双腿,右手握住儿童左手,防止儿童手动。

（4）为减少宝宝对接种疫苗的恐惧和疼痛，可以用宝宝喜欢的玩具或者感兴趣的图画书转移其注意力。

接种疫苗后的注意事项

（1）疫苗接种完毕，应当用干净的棉签按住针眼几分钟，不出血时方可拿开棉签，不可揉搓接种部位。

（2）接种完疫苗后，不要马上回家，要在接种场所观察 30 分钟左右。如果宝宝出现高热和其他不良反应，可及时请医生诊治。回家后继续加强观察。

（3）接种疫苗后让宝宝适当休息，2～3 天内不要让宝宝进行大运动量的户外活动。让宝宝多喝水，以加快代谢，减轻不良反应；并注意保暖，防止触发其他疾病。

（4）接种疫苗的当天不要给宝宝洗澡，防止接种部位感染，同时也避免水温不合适造成着凉。

（5）接种疫苗后，如果宝宝出现轻微发热、食欲缺乏、烦躁、哭闹、接种部位红肿等现象，不必担心。这些反应一般在几天内会自动消失。但如果宝宝反应强烈，如高烧不退、活动力降低或注射部位红肿不退，且持续时间长，就应立刻带宝宝去医院就诊。

哪些情况宝宝禁忌接种

宝宝并非随时随地都可以接种。接种时间、接种者的身体条件等，都对疫苗效果以及接种后可能产生的不良反应有影响。有以下情况的宝宝一般应禁忌或暂缓接种疫苗：

（1）急性疾病：如果宝宝体温超过 37.5 摄氏度，处于某种急性疾病的发病期或恢复期，或处于某种慢性疾病的急性发作期，患有皮炎、化脓性皮肤病、严重湿疹，应暂缓接种，待康复后再接种疫苗。

（2）过敏体质：有哮喘、荨麻疹等过敏体质的儿童，在接种疫苗后可能会发生过敏反应。不予接种含有过敏原的疫苗，可以考虑接种不含过敏原的疫苗。如果发现过去接种某种疫苗曾导致宝宝发生过敏反应，则应停止接种。

（3）免疫功能不全：儿童免疫功能不全，不仅预防接种后的效果较健康人差，而且容易引起不良反应。如果儿童容易反复发生细菌或病毒感染，感染后常常伴有发热、皮疹及淋巴结肿大等症状，应怀疑存在免疫功能不全的可能性。免疫功能不全者不能接种减毒活疫苗。

（4）神经系统疾病：已明确患有神经系统疾病的儿童，如患有癫痫、脑病、癔症、脑炎后遗症、抽搐或惊厥等疾病,不要接种乙脑疫苗、流脑疫苗、含有百日咳抗原的疫苗。

(5)维生素K缺乏:近年来,有研究者发现新生儿(特别是农村地区的母乳喂养儿)接种第2针乙肝疫苗时发生偶合维生素K缺乏的现象,导致新生儿凝血功能障碍,注射部位和机体其他脏器出血,如不及时抢救,可能危及生命。

(6)重症慢性病患者:如活动性肺结核、心脏代偿功能不全、急慢性肾脏病变、糖尿病、高血压、肝硬化、血液系统疾病、活动性风湿病、严重化脓性皮肤病的患者,接种疫苗后可能加重原有病情或使反应加重,应暂缓接种或慎种。

为保证儿童预防接种安全,家长在接种前应向接种人员提供孩子的健康状况,以便工作人员判断是否可以接种。如果在接种后出现可疑情况,应立即咨询接种人员,必要时就医,以便得到及时正确处理。

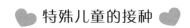

特殊儿童的接种

早产儿如何接种?

因早产儿生长发育,特别是免疫系统状况明显滞后于足月儿,其T细胞和B细胞免疫功能比足月儿更不成熟,以致某些疫苗接种后效果不理想。尽管如此,我们还是应该尽早给早产儿接种疫苗。

乙肝疫苗:早产儿均应及时接种乙肝疫苗。对于体重不足2000克者,第1针疫苗不计入免疫程序,在达到1月龄时重新接种3剂乙肝疫苗。

卡介苗:早产儿需待体重达2500克后才宜接种。

脊灰疫苗:免疫功能低下或免疫缺陷儿童均不能使用口服脊髓灰质炎减毒疫苗(bOPV)。

对于出生时诊断有缺血缺氧性脑病的早产儿,不能接种流脑、乙脑、含百日咳成分疫苗,以免诱发癫痫。

艾滋病病毒抗体阳性母亲所生儿童怎样接种?

人类免疫缺陷病毒(human immunodeficiency virus,HIV)抗体阳性母亲所生儿童根据感染状况分为HIV感染儿童、感染不详儿童以及HIV抗体阴性儿童。HIV抗体阴性儿童疫苗接种与正常儿童相同。

(1)出生后暂缓接种卡介苗、口服脊灰疫苗,当确认儿童HIV抗体阴性后再予补种。当确认儿童感染HIV,不予接种卡介苗。

(2)如经医疗机构诊断出现了艾滋病相关症状或免疫抑制症状,不予接种含麻疹成分疫苗;如无艾滋病相关症状,可接种含麻疹成分疫苗。

（3）可按照免疫程序接种乙肝疫苗、百白破疫苗、MPSV-A、MPSV-AC、白破疫苗等。

（4）除非已明确未感染 HIV，否则不予接种乙脑减毒活疫苗、甲肝减毒活疫苗，可按照免疫程序接种乙脑灭活疫苗、甲肝灭活疫苗、脊髓灰质炎灭活疫苗。

（5）其他疫苗的接种可参考疫苗使用说明书的规定。

乙肝表面抗原（HBsAg）阳性母亲所生的新生儿如何接种？

HBsAg 阳性产妇所生新生儿，可按医嘱肌内注射 100 IU 乙肝免疫球蛋白（hepatitis B immunoglobulin，HBIG），同时在不同部位（肢体）接种第 1 剂 HepB。HepB、HBIG 和 BCG 可在不同部位同时接种。对于 HBsAg 阳性或不详产妇所生新生儿，建议在出生后 12 小时内尽早接种第 1 剂 HepB；HBsAg 阳性或不详产妇所生新生儿，体重小于 2000 克者，也应在出生后尽早接种第 1 剂 HepB，并在婴儿满 1 月龄、2 月龄、7 月龄时按程序再完成 3 剂次 HepB 接种。

有先天性心脏病的儿童可否接种？

先天性心脏病的种类很多，如小型室隔缺损、房隔缺损、动脉导管未闭等。这些先天性心脏病不存在心功能改变，预防接种不会对他们产生严重影响。相反，这些儿童因为心脏有缺陷，比健康儿童更易感染疾病，且一旦感染疾病也较难治愈，因此更应该预防接种。

只有那些青紫型先天性心脏病（如青紫四联症或其他复杂畸形），或已经出现心功能障碍的先天性心脏病患儿，才不能打预防针。先天性心脏病患儿经治疗后病情稳定，若未使用激素等禁忌药物则可以接种。

因为先天性心脏病的情况比较复杂，建议接种前咨询医生，听从相关接种建议。

曾经抽过筋的儿童可否接种？

首先要弄清楚抽筋的原因，并不是所有抽过筋的儿童都不能预防接种。例如，有的儿童因低血钙而发生过抽筋，但已经康复了几个月，就不影响接种。还有一些儿童在新生儿期有过颅内出血，或者以后曾有不明原因的抽筋，且伴发热或不发热，怀疑或已经脑电图检查证实患有癫痫或中枢神经系统疾病，即使已经治疗，但还没有治愈的，就不能接种。有些儿童在 3 岁以内曾因高热有过抽筋，但没有昏迷等其他情况，体温下降后也没有再抽筋，这些儿童在预防接种后应仔细观察。

对有过抽筋的儿童而言，接种卡介苗、口服脊髓灰质炎疫苗一般都没有关系，注射麻疹疫苗关系也不大，但必须谨慎接种百日咳菌苗或"百白破"类毒素混合制剂,以免产生神经系统的严重症状。如果儿童在第一次注射时哭吵特别厉害,再次注射时也要特别注意。

肛周脓肿的儿童怎样接种疫苗?

患有肛周脓肿的宝宝可能存在免疫功能低下,只是这些宝宝在出生早期体内还留有母亲的胎传抗体,因此还没有免疫力低下的诸多表现。肛周脓肿的宝宝可以接种灭活疫苗,但不能接种减毒活疫苗,如脊髓灰质炎滴剂,不然会增加接种后的发病风险。肛周脓肿自然痊愈后半年,经接种医生确认可以继续接种。

接种过免疫球蛋白的儿童应如何接种?

免疫球蛋白会对某些疫苗及类毒素的免疫应答造成影响,从而使抗体浓度降低。免疫球蛋白对活疫苗的干扰是因为减毒活疫苗需在受种者体内复制,免疫球蛋白可能会中和疫苗中的病毒,导致病毒复制受到抑制和抗原量不足,因此免疫球蛋白可削弱免疫应答。若宝宝接种过免疫球蛋白,在接种疫苗时建议向接种医生说明情况,接种医生会根据情况安排孩子的接种。

第三节　疫苗接种反应处理

什么是预防接种异常反应?

预防接种异常反应是指合格的疫苗在实施规范接种过程中或接种后造成受种者机体组织器官、功能损害的反应。预防接种异常反应需符合以下几点:①接种的疫苗要合格;②接种无差错;③反应是由疫苗本身因素引起的;④后果比较严重;⑤反应比较罕见。对个别受种者而言,在无疫苗质量问题和接种差错的情况下,仍有可能发生异常反应,虽然发生率极低,但病情相对较重,多需要临床处置。

不同疫苗的异常反应表现差异较大,主要有无菌性脓肿、过敏反应(如过敏性休克、过敏性皮疹、过敏性紫癜、血小板减少性紫癜、血管性水肿)、神经系统反应(如热性惊厥、癫痫、多发性神经炎、脑炎、脑膜炎)、卡介苗引起的淋巴结炎、骨髓炎和全身播散性感染等。

发生接种反应的原因有哪些?

引起预防接种异常反应的原因十分复杂,概括起来有以下两个方面:

(1)疫苗及疫苗中的附加物:疫苗生产过程中,常添加一些必不可少的物质,如细胞生长因子(小牛血清、鸡胚细胞)、细胞(原代细胞、传代细胞)、培养基异种蛋白、抗生素和疫苗稳定剂(明胶等),在制造后期如去除不尽,可引起接种反应。疫苗中的石炭酸(苯酚)、硫柳汞等防腐剂和氢氧化铝剂等也可能引起异常反应。铝佐剂能使人体增加IgE抗体的产生,从而可以增加人体致敏程度。

(2)个体因素:接种前没有向医生如实反映宝宝的患病情况,导致患有某种禁忌证的宝宝接种后发生反应。属过敏性体质的宝宝,当多次接种含有过敏成分的疫苗后发生过敏反应。有癫痫及脑病等神经系统疾病的宝宝注射百日咳疫苗容易发生神经并发症。有心血管系统疾病的宝宝或高血压宝宝接种疫苗后易发生晕厥。给肝硬化及门脉高压的人接种,容易引起肝昏迷或大出血。有血小板减少症病史的宝宝接种减毒活疫苗能激发疾病复发。有原发性或继发性免疫缺陷者,或因为接受免疫抑制剂治疗和其他方面因素的影响造成免疫功能衰退的宝宝,在接种某些活疫苗后,容易发生异常反应。

家长应该怎么避免疫苗不良反应

为避免疫苗不良反应的发生,有几条建议供家长参考:

(1)在接种疫苗之前,家长应特别注意孩子有无急性疾病、过敏体质、免疫功能不全、神经系统疾病等,若有,应及时告知接种医生。

(2)带孩子接种的时候,接种医生要进行询问和简单体检,这时家长一定要如实告知孩子的健康情况,如出生情况、是否发烧、有无过敏情况(如食物、花粉、药品等过敏史)、过去接种疫苗有哪些反应等,这些情况对接种医生判断孩子能否接种疫苗有非常大的帮助。

(3)要到正规的接种单位接种疫苗。所谓正规的接种单位,是由当地的卫生行政部门通过考核、培训合格之后指定的合法接种单位。只有合格接种单位疫苗的质量才能得到充分保证。

(4)接种完疫苗之后要对孩子进行密切观察,要在接种单位至少留观30分钟,一旦发现孩子有不适或可疑不良反应,及时告知接种医生。回家以后,家长也要密切观察孩子情况。

宝宝接种后出现反应怎么办?

预防接种异常反应虽然极少发生,但随着宝宝接种疫苗种类及数量的增加,反应也会增多。但与未接种疫苗患病对儿童的健康伤害相比,预防接种利大于弊。

第一,出现了接种反应,不管是否为异常反应,要及时向当地预防接种门诊咨询,必要时到医院进行诊治。

第二,经诊治未好转的,家长要及时向接种单位或当地县级疾控机构反映或报告,并收集宝宝就诊病历、接种等资料。

第三,县级疾控机构收到报告后会进行调查核实,严重者组织专家进行诊断,分析发生原因,判断是否为异常反应。

第四,如果确定是异常反应,按照本省的补偿办法申请一次性补偿。

第五,如果对诊断结论有异议,可向当地市级医学会申请鉴定;如果对市级医学会鉴定结论有异议,可向省级医学会申请鉴定;如果对省级医学会鉴定结论有异议,可向人民法院提请诉讼。

如何处理接种疫苗后的局部红肿?

接种反应 接种疫苗后,绝大多数儿童不会有异常感觉和表现;少数儿童在接种疫苗后数小时至 24 小时内接种部位会发生局部红肿和疼痛。接种红肿:由于注射时接种部位组织机械损伤,加上特异性和非特异性抗原成分的刺激,可产生局部炎症反应,引起组织血管通透性改变,局部血液动力学变化和体液、血液细胞渗出、聚集,局部细胞增生增殖,导致接种部位红肿。硬结则是疫苗在急性炎症发展后期的一种特殊表现形式。渗出物中的纤维蛋白逐渐增加,进入修复期,因吸附剂不易吸收,在局部形成硬结。反应较重的可引起附近的淋巴结、淋巴管发炎。程度较轻的注射部位硬结直径小于 2.5 cm,中等程度的在 2.5～5 cm,超过 5 cm 为重反应,这种反应可持续数小时或数天。

反应的处理 局部红肿通常无须特殊处理,只需适当休息。如果注射局部红肿较重,可以先用冰袋冷敷,减少渗出液渗出,随后可采用热敷(严禁热敷卡介苗接种后的红肿)或用新鲜的土豆薄片避开针眼贴敷,每天2～3次,每次10～15分钟,通常 1～2 天后自行恢复。并且,要勤换内衣,避免破溃后感染。如有局部感染,应及时到医院就诊。

如何处理接种后的全身反应?

通常,接种疫苗后,宝宝容易出现全身性反应,如发烧、皮疹、腹泻等。

有的宝宝在接种灭活疫苗后6～24小时会出现体温升高的现象,其中大多数在 37.5 摄氏度以下,仅有少数疫苗如百白破疫苗可引起 38.5 摄氏度左右的发热,一般持续1～2天,很少有持续 3 天以上者。接种减毒活疫苗,如麻疹疫苗、麻风腮疫苗、水痘疫苗等后的发热反应是由疫苗病毒轻度感染所引起的,出现发热反应较晚,一般在 5～7 天开始有短暂发热。这种发热消失得也快,患者

1～2天可退烧。轻微发热一般无须处理,只要加强观察,适当休息,多喝温开水,注意保暖,防止继发感染。体温较高者可服用退烧药,可以做物理降温,吃些富有营养又好消化的食物,多喂水并注意观察孩子的病情变化,必要时到医院对症处理。

个别受种者会发生恶心、呕吐、腹泻等胃肠道症状,一般以接种当天多见,很少有持续2～3天者。一般无须特殊处理,只要注意给宝宝多补充水分,及时更换尿布,保证充足休息。如果宝宝腹泻严重,并持续3天以上都不见好转,应及时带宝宝去医院就诊。

接种疫苗后,在无其他原因而发生的皮疹中,以荨麻疹最为多见,一般在接种疫苗后数小时以至数日发生。对于特殊皮疹,如麻疹疫苗、腮腺炎疫苗、风疹疫苗,于接种后5～7天出现稀疏皮疹,一般7～10天消退。接种水痘疫苗后12～21天中常见有丘疹、水疱或疱疹出现,一般不多,约在10颗以下,不会结痂。经治疗均可痊愈,预后良好。

免疫规划疫苗使用说明及反应处理

卡介苗

接种卡介苗后能使机体对结核杆菌产生特异免疫力,可阻止结核杆菌在人体内的繁殖和播散,因此它对预防结核性脑膜炎和粟粒性结核有较好作用。

预防疾病:结核病。

接种程序:出生24小时内接种1针。

接种禁忌:高烧、严重急性症状,伴有严重先天性疾病,低体重,严重湿疹或其他皮肤病,患免疫缺陷症。

补种原则:未接种卡介苗的3月龄以下儿童可直接补种;3月龄～3岁儿童中,对结核菌素纯蛋白衍生物或卡介菌蛋白衍生物试验阴性者,应予以补种;大于或等于4岁儿童不予补种;已接种卡介苗的儿童,即使卡痕未形成也不再予以补种。

接种反应:接种卡介苗一般不会引起发热等全身反应;绝大部分接种者在接种卡介苗后2周左右,接种部位皮肤出现红肿和硬块,伴有痛痒感,4～6周逐渐软化成脓包或溃烂,注意不要挤压和包扎;严禁热敷红肿,避免接触水或用手搔抓。溃疡反复多次流脓再结痂,有时同侧腋窝淋巴结肿大。经过2～3个月,痂皮脱落后留下一个永久性疤痕,为正常反应。少数受种者会出现局部淋巴结肿大,极少数接种者会出现局部淋巴结化脓、溃疡。

反应处理:接种卡介苗后,较为常见的并发症是化脓性淋巴结炎,发生率为

0.5%～4%,多与卡介苗菌种、剂量、个人体质、接种途径等有关。如果发炎的淋巴结肿大超过 1 厘米,且发生软化,又不能自行消退,可在严格消毒的情况下做局部抽脓。如果局部已经破溃流脓,可撒上异烟肼粉,最好采用油纱布包扎,起初每天换药一次,好转后改为每 2～3 天换药一次。同时口服异烟肼,剂量按每日每千克体重 8～10 毫克,一日总量不超过 0.3 克,疗程为 1～3 个月。

预防小贴士:切忌用不卫生的方法挤压或随便切开排脓。新生儿洗澡时可用干净的手帕或消毒纱布将接种部位包扎起来,不要经常用手去触摸,保持局部清洁,避免其他感染。若接种部位脓肿或溃疡超过 6 个月不愈,应再检查一下宝宝是否有腋下淋巴结明显肿大,建议带宝宝去结核病防治所检查,如确为脓包,则应及时治疗。

脊髓灰质炎灭活疫苗、二价脊灰减毒活疫苗

脊髓灰质炎疫苗是一种安全、有效的预防性疫苗,主要用于 2 月龄及以上儿童,是预防脊髓灰质炎最有效的措施。

预防疾病:小儿麻痹症。

接种程序:共接种 4 剂,其中 2 月龄、3 月龄各接种 1 剂 IPV,4 月龄、4 周岁各接种 1 剂 bOPV。如儿童已按免疫程序完成 4 剂次含 IPV 成分的疫苗接种,则 4 岁无须再接种 bOPV。

接种禁忌:有发热、严重急性症状者,有免疫缺陷症或接受免疫抑制治疗者,腹泻频率大于等于 4 次/日者,肛周脓肿患儿,对疫苗成分过敏者均不能接种减毒活疫苗。

补种原则:小于 4 岁儿童未达到 3 剂(含补充免疫等),应补种完成 3 剂;大于或等于 4 岁儿童未达到 4 剂(含补充免疫等),应补种完成 4 剂。补种时遵循先 IPV 后 bOPV 的原则,两剂次间隔不小于 28 天;对于补种后满 4 剂次脊髓灰质炎疫苗接种的儿童,可视为完成脊髓灰质炎疫苗全程免疫。既往已有三价脊灰减毒活疫苗(tOPV)免疫史(无论剂次数)的迟种、漏种儿童,用 bOPV 补种即可,不再补种 IPV。既往无 tOPV 免疫史的儿童,2019 年 10 月 1 日(早于该时间已实施 2 剂 IPV 免疫程序的省份,可根据具体实施日期确定)之前出生的补齐 1 剂 IPV,2019 年 10 月 1 日之后出生的补齐 2 剂 IPV。

接种反应:口服脊髓灰质炎疫苗后一般无不良反应,个别人有发热、恶心、呕吐和皮疹。个别人可能发生腹泻,泻出物多为黄色稀便,次数不等,极少有每日超过 5 次以上者。对于本身有慢性腹泻和消化不良的儿童,服用疫苗后发生腹泻的可能性更大。

罕见严重不良反应为疫苗相关性麻痹性脊髓灰质炎(vaccine-associated

paralytic poliomyelitis,VAPP),发生概率约为二百五十万分之一,主要发生在小于 1 岁的儿童,且多为首次服苗后发生。VAPP 的发生主要与疫苗毒株抗原漂移、毒力回升和基因重组有关。免疫缺陷儿童接种后发病的风险较大。

反应处理:一般,发热、出疹、腹泻等都可在 2～3 天内自行消退,无须特殊处理。如果腹泻较严重,可用止泻药治疗,多不需要用抗生素。发生 VAPP 应及时就医,进行系统治疗。

预防小贴士:脊髓灰质炎滴剂为减毒活疫苗,怕热,遇热会失效,可用凉开水送服。口服疫苗 30 分钟内不能吃热的东西。脊髓灰质炎减毒活疫苗不用于免疫缺陷的儿童,免疫缺陷儿童需注射脊髓灰质炎灭活疫苗针剂。

百白破疫苗

百白破疫苗是将百日咳菌苗、白喉类毒素及破伤风类毒素加入氢氧化铝佐剂精制而成。

预防疾病:同时预防百日咳、白喉、破伤风三种疾病。

接种程序:3 月龄至 6 周岁儿童接种。3 月龄、4 月龄、5 月龄、18 月龄各接种一剂次,每针至少间隔 28 天。

接种禁忌:有癫痫、神经系统疾病及抽风史者禁用,有过敏史者禁用。急性传染病及发热者暂缓接种。

补种原则:3 月龄～5 周岁未完成 DTaP 规定剂次的儿童,需补种未完成的剂次,前 3 剂每剂间隔不少于 28 天,第 4 剂与第 3 剂间隔不少于 6 个月;大于或等于 6 周岁儿童补种参考以下原则:

(1)累计接种 DTaP 和 DT 少于 3 剂的,用 DT 补齐 3 剂,第 2 剂与第 1 剂间隔 1～2 个月,第 3 剂与第 2 剂间隔 6～12 个月。

(2)DTaP 和 DT 累计大于或等于 3 剂的,若已接种至少 1 剂 DT,则无须补种;若仅接种了 3 剂 DTaP,则接种 1 剂 DT,DT 与第 3 剂 DTaP 间隔不少于 6 个月;若接种了 4 剂 DTaP,但满 7 周岁时未接种 DT,则补种 1 剂 DT,DT 与第 4 剂 DTaP 间隔不少于 12 个月。

接种反应:接种百白破疫苗 6～10 小时,5％～10％的宝宝注射针眼周围可有轻微的红肿、疼痛、发痒和硬块等局部反应,持续 48 小时以上。2％～6％的宝宝接种后发热,10～16 小时达到高峰,24 小时左右逐渐下降,一般 48 小时可恢复正常。部分宝宝还会出现疲倦、头痛、瞌睡或烦躁不安等短暂症状,个别人还有轻度的恶心、呕吐、腹泻等胃肠道症状,这些症状都属于一般反应,无须特殊处理,多于 1～2 日消退。个别宝宝出现侧腋下淋巴结肿大,大多在 10 余天后消失。

也有个别宝宝反应较重,局部红肿超过 5 厘米。有时,因皮下接种过浅或疫苗未摇匀,硬结不能吸收而形成注射部位无菌性脓肿,一般无妨,必要时可做局部热敷及对症治疗。

极个别儿童可能会出现高热、惊厥或神经系统症状,出现高热者可服退烧药,出现惊厥及神经系统症状者应及时就医。

反应处理:局部红肿、疼痛、发痒,通过热敷、理疗等处理可逐步吸收,一般反应 2～3 天内消失。低热、疲倦、头痛等,一般无须特殊处理即自行消退。

预防小贴士:接种第 1 针或第 2 针后若出现严重反应,如休克、高热、尖叫、抽搐等,应立即停止之后针次的接种。如出现持续高热、抽筋等情况,应立即看医生。

白破疫苗

白破疫苗由白喉类毒素及破伤风类毒素混合制成。由于大年龄儿童或成人对百日咳菌苗的不良反应较重,而白喉和破伤风抗体只能维持一定的时间,所以儿童在 6 周岁后还要加强一针白破疫苗。

接种程序:6 周岁时,加强免疫一针精制白破二联疫苗。

接种禁忌:患严重疾病、发热者,有过敏史者,注射白喉或破伤风类毒素后发生神经系统反应者不能接种。

补种原则:同前述的 DTaP。

接种反应:注射本品可能有局部红肿、疼痛、发痒,低热,疲倦,头痛等。

反应处理:对于局部红肿、疼痛、发痒,通过热敷、理疗等处理可逐步吸收,一般反应 2～3 天内消失。对于低热、疲倦、头痛等,一般无须特殊处理即自行消退。

麻腮风疫苗

预防疾病:可预防麻疹、风疹和流行性腮腺炎。

接种程序:8 月龄、18 月龄各接种 1 剂,共接种 2 剂次。

接种禁忌:有新霉素和其他疫苗成分过敏史或类过敏反应者;伴有发热的呼吸道疾病、活动性结核、血液病、恶病质和恶性肿瘤等;原发性和继发性免疫缺陷患者或接受免疫抑制剂治疗者;神经系统疾病(癫痫、癌症、脑炎后遗症、抽搐等);妊娠期妇女。

补种原则:自 2020 年 6 月 1 日起,2019 年 10 月 1 日及以后出生儿童未按程序完成 2 剂 MMR 接种的,使用 MMR 补齐;2007 年扩免后至 2019 年 9 月 30 日出生的儿童,应至少接种 2 剂含麻疹成分疫苗、1 剂含风疹成分疫苗和 1 剂含腮腺炎成分疫苗,对不足上述剂次者,使用 MMR 补齐;对于 2007 年扩免前出生的小于 18 周岁人群,如未完成 2 剂含麻疹成分的疫苗接种,使用 MMR 补齐;如果需补种两剂 MMR,接种间隔应不小于 28 天。

接种反应:常见的接种反应是在注射局部发红、皮疹、疼痛、肿胀和全身发热,有 5%～10%的儿童于接种疫苗后 6～12 天发生短暂的低热及一过性皮疹,发热一般不超过 38.6 摄氏度,一般在 2～3 天即可恢复正常。皮疹很稀疏,主要见于躯干部,多于 1～2 天自行消失。罕见的接种反应包括喉痛、不适、恶心、呕吐、腹泻及一过性的关节炎和关节痛。

反应处理:若高热持续时间超过 2 天,服些解热镇痛药物对症治疗可很快恢复。喉痛、不适、恶心等一般无须特殊处理即自行消退。

预防小贴士:育龄期妇女接种后 3 个月应避免怀孕。对于注射过丙球蛋白者,间隔 3 个月方可接种。

乙肝疫苗

乙型肝炎在我国的发病率很高,慢性活动性乙型肝炎还是造成肝硬化、肝癌的主要原因。目前,还没有治愈乙肝的方法。

预防疾病:乙型病毒性肝炎。

接种程序:按"0—1—6 个月"程序共接种 3 剂次,其中第 1 剂在新生儿出生后 24 小时内接种,第 2 剂在 1 月龄时接种,第 3 剂在 6 月龄时接种。HBsAg 阳性母亲所生婴儿应接种高剂量乙肝疫苗,同时联合接种乙肝免疫球蛋白。

接种禁忌:患有肝炎、急性感染、其他严重疾病及对疫苗中任何成分过敏者。

补种原则:若出生 24 小时内未及时接种,应尽早接种;对于未完成全程免疫程序者,需尽早补种,补齐未接种剂次;第 2 剂与第 1 剂间隔应不少于 28 天,第 3 剂与第 2 剂间隔应不少于 60 天,第 3 剂与第 1 剂间隔不少于 4 个月。

接种反应:乙肝疫苗是一种非常安全的疫苗,仅少数人对其有轻反应,包括注射局部发红、肿胀和硬结,稍有压痛。少数人接种后有全身反应,轻度发热(＜38 摄氏度),伴有恶心、头痛、全身不适等症状,也有个别报告出现荨麻疹者。

反应处理:注射局部发红、肿胀和硬结,一般无须任何处理,2～3 天后即消退。

预防小贴士:HBsAg 阳性者接种本疫苗无效。

乙型脑炎减毒活疫苗(JE-L)

将乙脑病毒经人工减毒,经培育、繁殖、冻干,制成纯化乙脑减毒活疫苗。

预防疾病:乙型脑炎。

接种程序:满 8 月龄接种 1 针,2 周岁加强 1 针。

接种禁忌:发热、急性疾病及严重慢性疾病;脑及神经系统疾病;中耳炎,活动性结核或心脏、肾脏及肝脏等疾病;体质衰弱、有过敏史或癫痫史;先天性免疫缺陷、近期或正在进行免疫抑制剂治疗;孕妇。

补种原则:乙脑疫苗纳入免疫规划后出生且未接种乙脑疫苗的适龄儿童,如果使用 JE-L 进行补种,应补齐 2 剂,接种间隔不少于 12 个月。

接种反应:乙脑疫苗的异常反应发生率较低,基础免疫更少,常见于加强免疫,尤其以大年龄儿童加强免疫更为多见。仅个别儿童接种后 24 小时在注射局部出现红晕、疼痛和微热,1～2 天内消退。少有发热,一般均在 38 摄氏度以下,少见头晕、恶心、呕吐。皮疹多发生在注射后 24 小时内,多数能自愈,使用抗过敏药物能加快治愈。

反应处理:局部反应一般无须任何处理,1～2 天内消退。

流脑 A 群多糖菌苗与流脑 A、C 群多糖菌苗

目前,国内应用 MPSV-A 用于预防 A 群流行性脑脊髓膜炎,接种对象为 6 月龄以上的宝宝。另外,还应用 MPSV-AC 用于预防 A 群和 C 群流行性脑脊髓膜炎。

预防疾病:A 群、C 群流行性脑脊髓膜炎。

接种程序:MPSV-A 共接种 2 剂次,6 月龄、9 月龄各接种 1 剂次,间隔 3 个月以上;MPSV-AC 共接种 2 剂次,3 周岁、6 周岁各接种 1 剂次。

接种禁忌:有癫痫、抽风及过敏史者;患脑部或神经系统疾病者;患肾脏病、心脏病及活动性结核者;患急性传染病及发热者。

补种原则:在流脑疫苗纳入免疫规划后出生的适龄儿童,如未接种流脑疫苗或未完成规定剂次,根据补种时的年龄选择流脑疫苗的种类。①小于 24 月龄儿童补齐 MPSV-A 剂次;大于或等于 24 月龄儿童不再补种或接种 MPSV-A,仍需完成两剂次 MPSV-AC。②大于或等于 24 月龄儿童如未接种过 MPSV-A,可在 3 周岁前尽早接种 MPSV-AC;如已接种过 1 剂次 MPSV-A,间隔不小于 3 个月尽早接种 MPSV-AC。③补种剂次间隔参照本疫苗其他要求执行。

接种反应:MPSV-A 或 MPSV-AC 是一种经化学提取的高纯度抗原,其蛋白质和核酸含量极低,内毒素含量极微,疫苗用量小,因而毒性反应很低。

接种流脑多糖疫苗后一般反应轻微,少数人有短暂低热,多发生于接种后 6～8 小时,局部可有些红晕和压痛,一般 24 小时内消退,少数人在注射局部会

出现小的硬块。大多数人没有全身反应的症状,偶尔出现短暂低热。个别受种者可能发生过敏反应(如过敏性紫癜、过敏性休克、过敏性皮疹等)。过敏性反应主要是与受种者的过敏体质有关,若原抗体水平较高,再进行接种就可能发生阿瑟氏(Arthus)反应。

反应处理:局部反应一般无须任何处理。

甲型肝炎减毒活疫苗(HepA-L)、甲型肝炎灭活疫苗(HepA-I)

HepA-L 与 HepA-I 包括国产甲肝减毒活疫苗和甲肝纯化灭活疫苗。

接种对象:12 月龄以上的甲肝易感者。

接种程序:满 18 月龄接种 1 针减毒活疫苗;18 月龄和 24 月龄各接种 1 剂灭活疫苗,2 针间隔 6 个月。

接种禁忌:有发热、急性传染病或其他严重疾病者;免疫缺陷和接受免疫制剂治疗者;孕妇及过敏体质者。

补种原则:在甲肝疫苗纳入免疫规划后出生且未接种甲肝疫苗的适龄儿童,如果使用 HepA-L 进行补种,补种 1 剂 HepA-L;在甲肝疫苗纳入免疫规划后出生且未接种甲肝疫苗的适龄儿童,如果使用 HepA-I 进行补种,应补齐 2 剂 HepA-I,接种间隔不少于 6 个月;如已接种过 1 剂次 HepA-I,但无条件接种第 2 剂 HepA-I,可接种 1 剂 HepA-L 完成补种,接种间隔不少于 6 个月。

接种反应:两种疫苗都比较安全,少数儿童会出现低烧、局部红肿等反应,一般在 72 小时内自行缓解。偶有皮疹出现,无须特殊处理,必要时可对症治疗。

反应处理:局部反应一般无须任何处理。

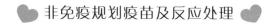 非免疫规划疫苗及反应处理

水痘疫苗

水痘是一种高传染性疾病,经常在幼儿园、小学中爆发流行。水痘原发感染后,病毒长期潜伏。

接种程序:根据美国疾病预防控制中心的建议,12 月龄以上的水痘易感者都应接种水痘疫苗。全程 2 针免疫,12 月龄接种第 1 针,4~6 岁接种第 2 针;12 岁以下儿童查漏补种,可间隔 3 个月接种第 2 针;13 岁以上者接种第 2 针,间隔 6~10 周。

接种禁忌:有严重疾病史、过敏史、免疫缺陷病者及孕妇禁用;一般疾病治疗期、发热者缓用。

接种反应:偶有轻微局部反应,罕见轻度或中度发热、一过性皮疹,一般不超过 3 天。

流感疫苗

流感疫苗是流感病毒在鸡胚培养,经灭活、裂解、纯化而生产出来的。每剂疫苗含两种甲型、一种乙型病毒,共三种抗原成分,各 15 微克。抗原成分根据世界卫生组织推荐的当年的流行病毒株生产。

预防疾病:预防流行性感冒。对 6 个月以上,患有哮喘、先天性心脏病、慢性肾炎、糖尿病等疾病,抵抗能力差的宝宝,一旦流感流行,容易患病并诱发旧病发作或加重,家长应考虑接种。

接种程序:6 月龄以上易感者接种。36 月龄以下者接种 2 针,间隔 4 个周;36 月龄以上者接种 1 针。

接种禁忌:对疫苗中任何成分过敏者,对新霉素过敏者,发热或急性感染期、慢性疾病急性发作者,有格林-巴利综合征病史者禁用。

接种反应:少数人在接种后 12～24 小时注射部位出现红、肿、痛、触痛和痒等,一般可很快消失,不影响正常活动。少数人可出现肌肉疼痛、关节疼痛、头痛、不适和发热等全身反应,一般在 2～3 天内自然消退。

预防小贴士:注射流感疫苗后 7～14 天才会起保护作用,保护期为 1 年。流感疫苗为季节性疫苗,每年秋冬季接种。

Hib 疫苗

B 型流感嗜血杆菌疫苗是由纯化的 Hib 荚膜多糖与破伤风类毒素共价结合生产的 Hib 结合疫苗,可预防 5 岁以下儿童 B 型流感嗜血杆菌感染。

接种程序:接种剂次根据初次接种年龄而定。若 2～5 月龄初种,接种 4 剂,前 3 剂之间间隔 1～2 个月,第 4 剂在 18 月龄接种;若 6～11 月龄初种,接种 3 剂,前 2 剂之间间隔 1～2 个月,第 3 剂在 18 月龄接种;12 月龄～5 岁接种 1 剂。

接种禁忌:有癫痫、惊厥及过敏史者;患脑部疾患、肾脏病、心脏病及活动性肺结核者;患急性传染病及发热者;对疫苗中任何成分过敏者。

接种反应:Hib 疫苗是非常安全的疫苗,少数宝宝有局部反应,包括轻微发红、轻微肿胀和疼痛,全身症状有发热、食欲缺乏、烦躁不安、呕吐、腹泻及异常啼哭;大多于接种后 48 小时内缓解。极少数可能出现腋窝处的淋巴结肿胀,这都是正常的接种反应。

肺炎球菌疫苗

肺炎球菌疫苗有 13 价、23 价两种,体弱多病的宝宝应考虑选用。

接种程序：①13 价肺炎疫苗：为结合疫苗，6 月龄完成基础免疫 3 针，1 岁加强一针。②23 价肺炎疫苗：为多糖疫苗，用于 2 岁以上儿童接种。一般 2 岁以上儿童及成人接种一剂，5 年内避免重复接种。

接种禁忌：对疫苗中的任何成分过敏者；正在进行免疫抑制治疗的患者；具有严重心脏病或肺功能障碍的患者；有血小板减少症或任何凝血障碍的患者；妊娠期和哺乳期妇女。

接种反应：少数人接种疫苗后可出现注射部位疼痛、红肿等轻微反应，不足 1% 的受种者可出现低热（＜38.3 摄氏度）、肌痛，可在 2～3 天内自行恢复。有极少数受种者体温可超过 38.9 摄氏度，或者出现头痛、身体不适及虚弱乏力等反应。严重的接种反应，如过敏反应极为罕见，发生率约为 5/100万剂。患有其他稳定自发性血小板减少性紫癜的患者在接种疫苗后，偶尔会出现复发。

轮状病毒疫苗

口服轮状减毒活疫苗（3 价）用于 6 个月至 3 岁的婴幼儿，一年接种一次，每次口服 1 支（3 毫升）；5 价重配轮状病毒减毒活疫苗全程免疫，共 3 剂次，每次口服 1 支（2 毫升），6～12 周龄接受第 1 剂次，每剂次间隔 4～10 周，第 3 剂次不晚于 32 周。

预防疾病：由轮状病毒引起的婴幼儿腹泻。

接种禁忌：发热、急性传染病或其他严重疾病；免疫缺陷和接受免疫抑制治疗；过敏体质或有过敏史；有消化道疾病、肠胃功能紊乱者。

接种反应：一般无不良反应，偶有低热、呕吐、腹泻等轻微症状，皆为一过性，2～3 天后即可减轻或消除。

预防小贴士：请勿用热水送服，避免影响疫苗效果。

脊髓灰质炎灭活疫苗

脊髓灰质炎疫苗分为 bOPV 和 IPV 两种。IPV 是注射使用的灭活脊髓灰质炎疫苗，可以给免疫力低下的孩子接种，能避免产生疫苗相关麻痹病例的风险。

接种对象：适用于 2 月龄以上人群，优先考虑免疫缺陷者、正在使用免疫抑制剂者等有接种 bOPV 禁忌证者，有肛周脓肿史、反复感染史者推荐接种 IPV。早产儿、低出生体重儿、人工喂养儿以及血液系统疾病的可能免疫低下儿童自愿选择 IPV。

接种程序：IPV 接种为 4 剂次，儿童满 2、3、4 和 18 月龄各接种 1 剂次，各针次接种间隔在 28 天以上。

接种禁忌:对疫苗含有的任一成分,如新霉素、链霉素和多粘菌素 B 过敏者;中重度急性疾病或发热患者。

接种反应:接种反应发生率低,可出现注射部位疼痛、红斑(皮肤发红)、硬结等局部反应或一过性发热。

百白破-灭活脊髓灰质炎/Hib 联合疫苗(DTaP-IPV/Hib 五联疫苗)

DTaP-IPV/Hib 五联疫苗于 1997 年即在全球上市,迄今已在 100 多个国家和地区获准使用。对应的传统疫苗为百白破疫苗、脊髓灰质炎疫苗和流感嗜血杆菌疫苗,这三个疫苗按标准程序需要接种 12 针次,改用五联疫苗仅需接种 4 针次。

接种程序:2 月龄及以上的婴幼儿,全程接种。2、3、4、18 月龄儿各接种 1 剂。前 3 剂之间最短间隔 28 天及以上,第 3～4 剂之间最短间隔 6 个月。

接种禁忌:对疫苗中任一组分过敏者;患有进行性脑病者;发热或急性疾病期间必须推迟接种。

接种反应:发热,注射部位触痛、红斑和硬结;呕吐;食欲缺乏;嗜睡;易激惹。一般无须处理即可自行消退。

流脑疫苗

流脑疫苗包括 MPSV-AC 和 A＋C＋Y＋W135 群脑膜炎球菌多糖疫苗。

接种程序:MPSV-AC 用于 6 个月至 15 周岁儿童,基础免疫 2 针,每针间隔 1 个月。A＋C＋Y＋W135 群脑膜炎球菌多糖疫苗用于 2 周岁以上儿童及成人,接种 1 针次。

接种禁忌:对疫苗成分过敏者;癫痫、脑部疾患及有过敏史者;肾脏病、心脏病、活动性结核患者及 HIV 感染者;急性传染病及发热者。

接种反应:偶有短暂的发热、皮疹、头痛、头昏、乏力、食欲减退、腹痛、腹泻等不良反应,注射局部可出现压痛、瘙痒和红肿,多不经处理自行恢复,如有严重反应,及时诊治。

新冠疫苗

根据国家要求,当前为 3～11 岁儿童接种的新冠疫苗均为"灭活疫苗"(其他工艺疫苗暂未批准为该年龄组使用),与 12 岁以上青少年以及成年人使用的新冠灭活疫苗的成分、剂量完全一致。

接种程序:3 岁以上儿童需要接种两剂新冠病毒灭活疫苗,首剂与第 2 剂之间的接种间隔要在 3 周及以上,在首剂接种后 8 周内尽早完成第 2 剂接种。

接种禁忌:对疫苗的活性成分、任何一种非活性成分、生产工艺中使用的物质过敏者,或以前接种同类疫苗时出现过敏者;既往发生过疫苗严重过敏反应者(如急性过敏反应、血管神经性水肿、呼吸困难等);患有未控制的癫痫和其他严重神经系统疾病者(如横贯性脊髓炎、格林-巴利综合征、脱髓鞘疾病等);正在发热者,或患急性疾病者,或处于慢性疾病的急性发作期者,或患有未控制的严重慢性病者。

接种反应:接种部位的红肿、硬结、疼痛等,也有发热、乏力、恶心、头疼、肌肉酸痛等临床表现,一般无须处理即可自行消退。

狂犬疫苗

任何可疑接触狂犬病毒者,如被动物(包括貌似健康动物)咬伤、抓伤(即使是很轻的抓伤),皮肤或黏膜被动物舔过者,都必须接种本疫苗。对于严重咬伤,需同时注射狂犬病免疫球蛋白。

(1)接触或者喂养动物,或者完好的皮肤被舔为Ⅰ级暴露。

(2)裸露的皮肤被轻咬,或有无出血的轻微抓伤、擦伤为Ⅱ级暴露。

(3)单处或者多处贯穿性皮肤咬伤或者抓伤,或者破损皮肤被舔,或者开放性伤口、黏膜被污染为Ⅲ级暴露。

接种程序:根据狂犬疫苗说明书接种。①四针法:首针接种 2 剂,分别在左、右上臂三角肌各注射 1 针,在第 7 天和第 21 天再分别注射 1 针。②五针法:0、3、7、14、28 天分别接种 1 针。

狂犬病免疫球蛋白

Ⅲ级暴露者,在 0 天注射疫苗的同时联合使用狂犬病免疫球蛋白(20 IU/千克体重),浸润咬伤局部和肌内注射。

接种禁忌:①狂犬病是致死性疾病,无任何禁忌。②预防或加强接种:对疫苗成分过敏,妊娠,患急性发热性疾病、未控制的癫痫和其他进行性神经系统疾病时,可推迟接种。③链霉素、新霉素过敏者慎用。

接种反应:一般,接种国产狂犬疫苗后 24 小时内,注射部位可出现红肿、疼痛、发痒,一般无须处理即可自行缓解。全身性反应可有轻度发热、无力、头痛、眩晕、关节痛、肌肉痛、呕吐、腹痛等,一般无须处理即可自行消退。进口狂苗注射部位可出现轻微反应,如发红或轻度硬结,发热极少见。

第四节　预防接种常见问题解答

💗 为什么一定要按免疫程序进行预防接种？ 💗

不同的疫苗有不同的免疫程序,根据抗体水平在人体内变化、疾病感染风险、临床试验和多年科学实践而制定,确定开始接种年龄和接种间隔。例如,乙肝疫苗、百白破联合疫苗、脊髓灰质炎疫苗等至少需要完成 3 剂接种才能使儿童身体产生足够的免疫力。随着孩子的长大,身体内原有通过接种疫苗获得的免疫力也会逐渐下降。因此,有些疫苗还要进行加强免疫。

💗 为什么有的疫苗接种 1 剂,有的疫苗要接种多剂？ 💗

不同的疫苗在接种后产生的抗体水平不一样,产生抗体的持久性也不一样。为保证预防疾病的抗体水平和持久性,有些疫苗需要接种多剂次。根据各种疫苗免疫程序,有的疫苗需要接种 1 剂,如卡介苗;有的疫苗需要接种 2 剂甚至 4 剂,如乙肝疫苗、甲肝疫苗、百白破联合疫苗、麻腮风联合疫苗等。在每种疫苗上市之前,都要经过科学、严格的临床试验,得出可以得到最佳免疫效果的接种剂次、剂量、间隔时间。

💗 为什么有些疫苗需要加强免疫？ 💗

基础免疫所获得的特异性抗体,有些无须加强免疫;有些在体内只能维持一段时间,待身体内抗体浓度降低时,应再接种,通过再次接种刺激机体产生抗体,使抗体维持在足以抵抗病原体的水平。

💗 如果孩子因处于发热期/过敏期而错过了疫苗接种,如何补种？ 💗

如果您的孩子由于发热或过敏等原因错过了接种疫苗的时间,应当在症状消除、恢复健康后尽快去当地预防接种门诊或指定地点补种。家长可电话咨询接种点,询问补种安排。

💗 流动儿童如何接种疫苗？ 💗

我国对流动儿童的预防接种实行属地化(即现居住地)管理,流动儿童与本地儿童享受同样的预防接种服务。如果有 6 周岁及以下的孩子迁入其他省份,可直接携带原居住地卫生部门颁发的预防接种证到现居住地门诊接种疫苗。

如之前未办理预防接种证或预防接种证遗失,可在现居住地接种单位补办预防接种证。

家长如何辨别接种点是否有资质?

接种单位应该具有医疗机构执业许可证件,具有经过县级人民政府卫生主管部门组织的预防接种专业培训并考核合格的执业医师、执业助理医师、护士或乡村医生,具有符合疫苗储存、运输管理规范的冷藏设施、设备和冷藏保管制度。

如家长对接种单位的资格有疑问,可以咨询当地的卫生行政部门,咨询渠道可以从相关部门的政府网站上查询。

接种疫苗就能保证不发病吗?

疫苗均具有一定的保护率,但由于受种者个体差异,少数人接种后不产生保护作用,仍有可能会发病。另外一种情况为偶合发病,如果接种疫苗时受种者恰好已处在该疫苗所针对疾病的潜伏期,接种后疫苗还未产生保护作用,则仍会发病。

如何保障疫苗的质量安全?

疫苗的质量安全管理有一系列保障措施。在疫苗的生产制造过程中,我国国家药品监管部门对企业的生产、制造标准都有明确要求,疫苗在获得注册前必须经过严格的动物实验和临床研究,并在疫苗上市使用前实施严格的批签发制度。此外,国家药品监管部门还会对已经上市的疫苗进行抽检。

如何保障疫苗的运输安全?基层接种点是否有完善的冷链设备?

《中华人民共和国药典》《疫苗储存和运输管理规范》《预防接种工作规范》等明确规定了疫苗冷链储存、运输和监测的要求。各级政府支持疫苗储存和运输所需要的冷链设备建设,各级疾控机构对疫苗运输进行有效管理,确保疫苗在规定的温度条件下冷链储存、运输。目前,我国已经建立了相对完善的冷链系统,覆盖全国各级疾控机构和接种单位。基层接种点主要通过冰箱、冷藏包等设备来保证疫苗的冷链储存、运输和使用。

为什么新生儿要尽早接种乙肝疫苗?

对新生儿实施出生后 24 小时尽早及时接种的策略主要是因为乙型肝炎主

要经母婴传播、血液传播和性接触传播,母婴传播是感染乙肝病毒后发生慢性乙肝的主要原因,越早感染乙肝病毒,发生慢性乙肝的比例越大,新生儿时期感染更易导致慢性乙肝。研究数据显示,乙肝病毒表面抗原和 E 抗原双阳性母亲所生的婴儿,若在 24 小时内接种乙肝疫苗,仅 4％不能阻断母婴传播,但在 24 小时之后接种者,20％不能阻断。新生儿出生 24 小时内,越早接种乙肝疫苗,阻断母婴传播的效果越好。

♥ 出生时未接种卡介苗,如何补种? ♥

3 月龄以下儿童可直接补种卡介苗;3 月龄～3 岁儿童先做结核菌素试验,阴性者可补种卡介苗,阳性者不必接种;4 岁及以上儿童即使未接种过卡介苗也不再补种。

♥ 宝宝打了卡介苗之后没有卡疤怎么办? ♥

接种卡介苗后,多数人可出现局部红肿浸润,破溃结痂,形成明显的卡疤,但有个别宝宝接种卡介苗后没有出现卡疤。卡疤不是接种成功的标志,已接种卡介苗的儿童,即使未形成卡疤也不必补种。

♥ 青霉素过敏者能接种麻腮风疫苗吗? ♥

麻腮风疫苗中不含青霉素,因此对青霉素过敏者可以接种此疫苗。对于过敏体质或有过敏史的儿童,在接种前应认真阅读说明书并咨询临床医生,谨慎接种。

♥ 鸡蛋过敏者是否可以接种麻疹疫苗? ♥

麻疹疫苗是由鸡胚成纤维细胞培养制备的,而不是由鸡胚培养制备的,麻疹疫苗中并不含有鸡蛋卵清蛋白成分,而鸡蛋过敏者主要是对卵清蛋白过敏。目前,国内外研究者均认为,对鸡蛋过敏不是麻疹疫苗的接种禁忌。我国 2010年 10 月 1 日开始实施的《中华人民共和国药典》已剔除了旧版药典将对鸡蛋过敏作为麻疹疫苗接种禁忌的说明。含麻疹成分疫苗的说明书中也不再将对鸡蛋过敏列为接种禁忌。因此,鸡蛋过敏者可以接种麻疹疫苗。

♥ 周围的人没有患麻疹,为什么还要给孩子接种麻疹疫苗呢? ♥

周围的人没有患麻疹,并不代表麻疹病毒不存在。麻疹是通过呼吸道传播的,若孩子未接种过麻疹疫苗,未获得过免疫保护,很有可能被感染,尤其是在公共场所、医院、超市、商店等人群聚集的地方。因此,按时接种麻疹疫苗才能起到最好的预防效果。

接触过麻疹患者后再接种麻疹疫苗还有用吗?

已接触麻疹患者的未接种过麻疹疫苗或免疫史不详的儿童必须接种麻疹疫苗,接种得越早,效果越好。处于麻疹潜伏期或感染后 3 天内的孩子,接种麻疹疫苗能控制发病。即使接种较晚未能控制发病,亦可减轻症状,减少并发症。

患过流行性腮腺炎是否还需要接种麻腮风疫苗?

麻腮风疫苗可预防麻疹、流行性腮腺炎、风疹。患过上述疾病并非疫苗接种的禁忌,接种疫苗前也不需要进行疫苗针对疾病的筛选。接种麻腮风疫苗还可预防麻疹和风疹。因此,患腮腺炎后可以选择接种麻腮风疫苗或接种麻风疫苗。

曾经患过甲肝的人还需要再接种甲肝疫苗吗?

如果既往患过甲肝,痊愈后能产生足够的保护性抗体,无须再接种甲肝疫苗。

提早接种了甲肝疫苗,是否会对孩子身体有伤害?

早于起始接种年龄接种甲肝疫苗不会对身体造成伤害,但由于体内存在母传甲肝抗体,可能会影响甲肝疫苗的免疫效果。

孩子的第二针甲肝灭活疫苗推迟到了 3 周岁,还能打吗?

甲肝灭活疫苗应按照免疫程序接种 2 剂,一般间隔 6 个月以上才能达到较好的免疫保护效果;若因故推迟第 2 剂接种,应尽快补上。

母亲为"大三阳",如何阻断母婴传播?

我国绝大多数乙肝病毒表面抗原携带者来源于母婴传播,新生儿因为免疫功能尚不健全,感染乙肝病毒后,有 90% 以上将会发展为慢性乙肝。因此,新生儿应在出生后 24 小时内,最好在 12 小时内尽早接种 10 微克啤酒/汉逊酵母乙肝疫苗或 20 微克 CHO 乙肝疫苗和乙肝免疫球蛋白,间隔 1、6 个月分别接种第 2 剂、第 3 剂乙肝疫苗。通过乙肝免疫球蛋白和乙肝疫苗的联合阻断,新生儿能接受乙肝母亲哺乳。

父母有乙肝，孩子出生时接种过乙肝疫苗，应该什么时候再接种？

母亲患有乙肝的儿童是乙肝保护的重点人群，他们比一般儿童感染乙肝的概率要高很多。这些儿童在完成乙肝疫苗全程免疫后的 1 个月，即满 7 个月就可以采集静脉血检测乙肝病毒感染指标，了解是否已被乙肝病毒感染或乙肝疫苗免疫是否成功。如果未感染或未免疫成功，则需要进行再次免疫，按"0、1、6"程序再次接种 3 剂高剂量乙肝疫苗。

若父亲是乙肝患者，儿童出生后也应尽早按程序完成 3 剂乙肝疫苗接种。

伤口意外接触乙肝患者血液或体液后应如何处理？

对已接种过乙肝疫苗，且已知抗-HBs≥10 mIU/mL 者，可不进行特殊处理。如未接种过乙肝疫苗或虽接种过疫苗，但抗-HBs<10 mIU/mL 或抗-HBs 水平不详，应立即接种乙肝免疫球蛋白，并在不同部位接种 1 针乙肝疫苗，于第 1 和第 6 个月后分别接种第 2 针和第 3 针乙肝疫苗。

为何有人接种乙肝疫苗后无抗体？

观察发现，即使注射了乙肝疫苗，仍会有 5% 左右的人不出现乙肝表面抗体，10% 左右的人乙肝表面抗体水平很低。导致这种现象出现的原因大致有以下五种：

（1）机体免疫反应能力低下，如年龄大、肥胖、吸烟、酗酒、免疫缺乏、免疫耐受或存在某些慢性疾病（如合并巨细胞感染）等，不能产生保护性抗体。

（2）注射疫苗的剂量不够，没能产生保护性抗体。

（3）婴儿宫内感染，感染乙肝病毒的母亲，其新生儿血液中已含乙肝病毒颗粒，注射疫苗无保护效果。

（4）所感染的病毒为突变型病毒。此类患者可能在检测中出现 HBsAg 阴性结果，应进一步检查乙肝 e 抗原（HBeAg）或 HBV DNA 以确定诊断。

（5）免疫功能缺陷或低下者不易产生抗体，如应用免疫抑制剂者，肾移植、肝移植、骨髓移植者，艾滋病感染者等，都需要长期服用免疫抑制剂，这些人群注射乙肝疫苗需要加大剂量。

乙肝疫苗产生的保护性抗体可以持续多久？
抗体水平下降是否需要加强免疫？

据观察，有 30%～40% 接种 1 剂乙肝疫苗者，60%～70% 接种 2 剂乙肝疫苗者,90％以上接种 3 剂乙肝疫苗者可产生抗体。新生儿按免疫程序全程接种后的保护效果可长达 15 年。

接种乙肝疫苗后可刺激机体产生体液免疫和细胞免疫,其中,细胞免疫具有记忆功能,即使体内乙肝抗体水平降低,若暴露于乙肝病毒中,细胞免疫功能仍有保护性。因此,接种乙肝疫苗免疫成功后通常无须加强免疫。但如果家庭成员中有乙肝病毒携带者,当乙肝表面抗体＜10 mIU/mL 时,可加强接种 3 针高剂量乙肝疫苗。

必须在被犬咬伤 24 小时以内接种狂犬疫苗才有效吗?

原则上,越早注射狂犬疫苗效果越好。若超过 24 小时,只要在疫苗刺激机体产生免疫力之前,人还没有发病,注射疫苗就仍可以发挥效用。对被犬咬伤已达数日或数月,因种种原因一直未接种狂犬疫苗的人,应与刚咬伤的人一样,尽快给予注射狂犬疫苗。若某一针次疫苗延迟一天或数天,其后续针次接种时间按延迟后的免疫程序间隔时间相应顺延。

曾经注射过狂犬疫苗的人又被犬咬伤还用再接种吗?

一般情况下,全程接种狂犬病疫苗后,体内抗体水平可维持至少 1 年。如再次暴露发生在免疫接种过程中,则继续按照原有程序完成全程接种,无须加大剂量;全程免疫后半年内再次暴露者一般无须再次免疫;全程免疫后半年到 1 年内再次暴露者,应于第 0 和 3 天各接种 1 剂疫苗;在 1～3 年内再次暴露者,应于第 0、3、7 天各接种 1 剂疫苗;超过 3 年者应全程接种疫苗。

宠物注射过兽用狂犬病疫苗后咬了人,人还用打狂犬疫苗吗?

宠物犬、猫已经按规定足量接种了符合要求的兽用狂犬疫苗后,在疫苗的免疫期内,人被这样的犬轻微咬伤,可以只进行伤口局部的清洗消毒,不用注射人用狂犬疫苗。但是若咬伤严重,或者咬人犬没有打够针数,或者疫苗接种早已过了免疫期、疫苗不合格或者失效,最好进行人用狂犬疫苗的接种。

被兔子咬伤需要接种狂犬病疫苗吗?

被兔咬伤后通常无须接种狂犬病疫苗。兔传播狂犬病的风险很小,传播狂犬病的自然宿主主要是野生食肉动物(也包括家犬和猫)。当兔被患狂犬病的大型食肉动物攻击时,通常会被吃掉,能受伤又存活下来并发病的可能性很小。

能食用疯动物以及被疯动物咬伤的家畜肉、奶吗？

被确认为患狂犬病的动物的肉不能吃，而应当焚烧或深埋，因为该动物的体内已经存在狂犬病毒。不要宰杀这些家畜，以免宰杀过程中通过手上的微小伤口感染狂犬病毒。

被患有狂犬病的疯动物咬伤的其他家畜，如在 7 天内把咬伤处的肉剔除（范围应尽量大一些），其余的肉还是可以吃的。但手上有伤口的人不要操刀，剔下的肉要烧毁或深埋。

疯动物和被其咬伤的家畜的奶，处理原则与肉是一样的。

孩子脸上有疑似猫抓伤，是否应该给孩子接种狂犬病疫苗？

如不能排除是猫抓伤，建议按照暴露后免疫程序接种狂犬疫苗和抗狂犬病人免疫球蛋白。

孩子现在有点咳嗽、流鼻涕，但没有发热，能接种疫苗吗？

咳嗽、流鼻涕和轻度发热不是预防接种的禁忌。但是在身体稍有不适的情况下，没有必要一定按照预约的接种日期去接种，可以等身体完全康复后再接种。

宝宝打完预防针后有点感冒，可以吃感冒药和抗生素吗？

只有影响免疫功能的药品才有可能影响接种，这类药品包括皮质激素、某些抗肿瘤药等。普通治疗流涕、咳嗽、发热、腹泻的药品，包括抗生素都不会影响接种。

宝宝因为生病错过了预约的接种日期，能推迟接种吗？

可以推迟接种，疫苗接种按照免疫程序的间隔顺延，不会降低接种效果，但推迟接种期间，人体没有足够的免疫力，会增加患病风险。因此，预防接种应尽量按预约的接种日期进行。

父母双方都不是当地户籍，宝宝可以在当地接种吗？

预防接种按居住地管理，我国每个地方，对任何在当地居住的个人提供与本市户籍市民同等待遇的预防接种服务。

为何有些传染病发病率已很低,还要让孩子接种这些疫苗?

因为这些传染病一般都是高度散发的疾病,普遍接种能形成一种免疫屏障。如果一些孩子不接种这种疫苗,也就破坏了这种免疫屏障,很可能导致这些传染病重新高发。因此,家长不要因为一些疾病发病率很低,就不接种疫苗。

家长该怎么选择非免疫规划疫苗?

疫苗是保护宝宝健康的重要武器。自费疫苗并不是不重要,而是国家财力有限,暂时没有纳入免费范围。计划外疫苗使很多父母不知所措,家长可以综合考虑是否接种。

(1)考虑患病后果和预防的紧急程度:如儿童一旦患上水痘,病毒可能长期潜伏在身体内伺机发病,因此,宝宝一到接种水痘疫苗的年龄,应及时接种。

(2)考虑家庭经济状况,当同一种疫苗既有国产又有进口版本时,可选择国产疫苗;或同一种疫苗可有多种免疫程序时,可选择最简单的一种,如 Hib 疫苗有三种接种程序,分别接种 4 次、3 次、1 次,可根据自身情况进行选择,这样既节约家庭经济支出,又达到了预防疾病的目的。

(3)掌握各种疫苗的特性、适应证及禁忌证,正确地为自己的宝宝选择疫苗。例如,脊髓灰质炎灭活疫苗主要应用于有 bOPV 接种禁忌证者,尤其适用于免疫缺陷者和正在使用免疫抑制剂的儿童。

(4)考虑孩子的身体情况,如孩子机体抵抗力较低,平时极易患病,可在适宜的年龄段为孩子选种流感疫苗、肺炎疫苗。

疫苗并非多多益善,必须按照程序来执行,既不能漏打、少打,也不能重打、多打。

为什么儿童入托(园)、入学要查验预防接种证?

预防接种证可以说是儿童健康的身份证,它记录着儿童所有的接种信息。根据基本情况可以推断以后需接种的疫苗以及知道儿童家长的联系方式,根据疫苗接种日期可以推断疫苗接种是否合格和及时,根据疾病信息可以确定该儿童是否需要接种相关疫苗,根据疫苗禁忌证信息可以判断该儿童是否可以接种相关疫苗,根据发生异常反应信息的疫苗批号可追查疫苗源头,根据医生签字信息可以查到该次接种的责任人,预约日期可以提醒家长带领儿童及时接种。《中华人民共和国传染病防治法》明确要求,实行预防接种证制度。

托儿所、幼儿园、学校是人群集中的场所,容易发生传染病流行。因此,在儿童入托（园）、入学时，要查验免疫接种证，并对漏种的儿童进行疫苗补种。

孩子在 3 个地方接种过疫苗，现丢失接种证，该怎么办？

最好能在几个接种单位找到孩子完整的接种资料，避免不必要的补种。接种证是很重要的儿童健康资料，家长需要妥善保管，可通过拍照、扫描、复印等方式备份。

通过疾病获得免疫比通过疫苗获得好吗？

疫苗与免疫系统相互作用产生的免疫反应与通过自然感染产生的免疫类似，但疫苗不会导致疾病，也不会使接种者受到潜在并发症的威胁。相比之下，通过天然感染获得免疫可能会付出高昂的代价，如 Hib 感染会导致精神发育迟缓，风疹会导致出生缺陷，乙肝病毒会导致肝癌，麻疹则能导致死亡。

儿童一次接种一种以上疫苗会使免疫系统负担过重吗？

科学证据表明，同时接种几种疫苗不会对儿童的免疫系统带来不良影响。儿童每天接触数百种异物，这些异物都能诱发免疫反应。即使是吃东西这个简单的动作，也能将新的抗原带入体内，更何况人的口腔和鼻腔内就有无数细菌在生存。一名儿童因患普通感冒或咽喉痛而接触到的抗原数量远远超过疫苗接种途径的接触。一次接种几种疫苗的一大好处是可以少去医院，从而节省时间和金钱，而且更可能的情况是，儿童是按程序完成推荐疫苗的接种。此外，如果有可能进行如麻疹-腮腺炎-风疹疫苗一类的联合疫苗接种，就能减少注射次数。

第四章　护理急救

第一节　急救基本技能

💗 每个父母必修的急救技能：儿童心肺复苏术 💗

意外不可预估，当孩子遇到突发状况，如触电、溺水、异物卡喉窒息等情况，在医务人员未到达之前，能救孩子的只有在现场的家长。当儿童发生意外情况，导致休克时，需要及时进行心肺复苏。做心肺复苏需要掌握正确的时间，最好在 4～6 分钟之内，一旦错过最佳抢救时间，将对儿童的大脑和心脏造成不可逆转的伤害。因此，父母要掌握心肺复苏术，方便及时抢救。心肺复苏术的具体操作步骤如下：

（1）开放气道。使患儿呈平卧位，清理口腔内呕吐物、唾液、血液、异物等，将其下颌抬起，使头部 15°向后倾，口张开。

（2）人工呼吸。判定患儿意识是否消失，呼吸是否停止。如果看不见患儿胸腹抬起，感觉不到或听不到呼气时的气流声，应立即施行人工呼吸，用上下口唇将患儿口鼻全部含住，深吸气后轻轻吹气，每 3 秒吹气一次。

（3）胸外按压。一旦打开了气道，应将手指搭放在肱动脉触摸点（位于上臂内侧，肘与肩的中点）检查脉搏，如果测不到脉搏，应立即施行心脏按压。婴幼儿心脏按压部位在两侧乳头连线的中间，儿童的按压部位较婴幼儿为低。对于婴幼儿，用中指、食指两个指头进行心脏按压，胸骨下陷深度为 1/3～1/2 胸廓厚度，每分钟 100 次。对于儿童，用一只手掌根进行心脏按压，下陷深度为 1/3～1/2 胸廓厚度，每分钟 100 次。按压时需注意：两次按压之间胸廓充分回弹，下压时间与向上放松时间相等；尽量减少胸外心脏按压的中断；按压时垂直下压，不能左右摇摆，不能冲击式按压；放松时手掌根部始终紧贴胸部，放松不离位。

爱心小贴士

　　心肺复苏抢救一定要维持到伤员脉搏、呼吸充分恢复,或者医务人员到达;经抢救后,即使呼吸、心跳恢复,也要去医院继续诊治。

❤ 海姆立克急救法 ❤

　　最近,不断有孩子被花生、糖果等异物卡住气管而送医院急救的新闻报道,孩子被异物卡住气管的事件多发,家长应该如何应对呢?建议家长们学会使用海姆立克急救法,在孩子被噎住的第一时间对其进行急救。

海姆立克急救法的原理

　　这是美国医生海姆立克发明的一种急救技巧,冲击腹部-膈肌下软组织,产生向上的压力,压迫两肺下部,从而驱使肺部残留空气形成一股气流。这股带有冲击性、方向性的长驱直入于气管的气流,就能将堵住气管、喉部的食物硬块等异物驱除,使人获救。

海姆立克急救法具体使用方法

　　(1)如果是3岁以下孩子,救护人应该马上把孩子抱起来,一只手捏住孩子颧骨两侧,手臂贴着孩子的前胸,另一只手托住孩子后颈部,让其脸朝下,趴在救护人膝盖上。在孩子背上拍1～5次并观察孩子是否将异物吐出。

　　(2)如果经上述操作未排出异物,可以采取另外一个姿势,把孩子翻过来,躺在坚硬的地面或床板上,抢救者跪下或立于其足侧,或取坐位,并使患儿骑在抢救者的大腿上,面朝前。抢救者将两手的中指或食指放在患儿胸廓下和脐上的腹部,快速向上重击压迫,但要很轻柔,重复操作,直至异物排出。

　　(3)应用于急救年龄稍大儿童和成人:抢救者站在患者背后,用两手臂环绕腰部,然后一手握拳,将拳头的拇指一侧放在患者胸廓下和脐上的腹部。再用另一手抓住拳头,快速向上重击压迫患者的腹部。重复以上手法,直到异物排出。

　　(4)自救法:可采用上述用于成人的4个步骤的后3个步骤,或稍稍弯下腰去,靠在一固定的水平物体上(如椅背),以物体边缘压迫上腹部,快速向上冲击。重复这个动作,直到异物排出。

　　如果孩子排出异物,但是无呼吸心跳,在急救人员未到来之前,抓紧时间行心肺复苏术,直到急救人员到来。

家长要注意预防幼儿异物卡喉,不要给 3 岁以下的幼儿吃容易堵塞气管的食物,如果冻、糖果、鱿鱼丝、花生酱、坚果、多刺的鱼等食物。为了避免噎食,提醒家长注意,千万不要在孩子进食时使其受到惊吓,或是故意逗笑,也不要让他在进食时玩耍、打闹。一定要存放好家中的小物品,包括玩具、首饰等,不要让孩子因好奇放进嘴里。对于 6 岁以上的孩子,笔帽是很常见的吸入异物。现在正规笔帽上都会留有"救命孔",购买时要留心。同时仍要加强防范,教育孩子不要把笔帽等小物品放嘴里,或者使用无笔帽的笔。

❤ 常见摔伤的处理办法 ❤

在日常生活中,孩子摔倒的现象很常见。如果孩子出现摔伤的现象,与其当时大惊小怪,不如提前掌握一些急救处理方法,减轻孩子痛苦。那么家长们应该如何做好急救处理呢?

若孩子摔伤后立即大哭,且保持清醒,那造成严重伤害的可能性不会太大。当然,家长也不能盲目乐观,分情况处置,对症下药才是重点。

观察　当发现孩子摔伤后,很多家长的第一反应是马上把孩子抱起来,其实这是错误的。在保证环境安全的情况下,家长先观察孩子 10～20 秒,看宝宝是否存在出血或肢体活动障碍。

流血　当出血较为严重且不能自行止住时,家长需要用无菌纱布垫或干净的纱布直接紧压在伤口上,马上拨打急救电话或立即送往附近医院急诊。如果只是轻微出血的话,用清水冲洗下伤口,可以涂一点碘伏,再涂一些抗生素药膏。如果伤口持续不好转,有红肿,脓液渗出,甚至孩子发烧,则可能伤口被感染,应及时就医。

活动障碍　如果孩子摔伤后没有出血的情况,可以让孩子活动一下肢体,观察是否有肢体活动障碍。如果孩子清楚地表现出疼痛并不愿意移动某侧肢体,观察发现患肢局部肿胀等情况,都有可能是骨折了,这时需要立即就医。就医前,家长可以用自制的绷带或卷起的杂志等做成简易夹板,保护住孩子受伤的部位,防止发生不必要的移位,不要尝试将凸出的骨头按回皮肤下面。如果孩子受伤部位是腿、腰、胸或背等部位时,家长不要擅自移动孩子,需要拨打"120",等待专业的医护人员处理。

如果经过观察后,确定孩子没有活动性出血和运动障碍,家长这时可以抱起孩子,哄孩子了。这个过程看似漫长,其实判断也只需要十几秒。

落地部位肿胀　如果孩子身体着地部位有跌落的淤青或红肿,可以立即对伤处进行冷敷(可以使用自来水打湿的凉毛巾放在患处减轻疼痛),减少局部出血肿胀。注意:不要使用植物油、精油等揉、擦淤伤处,不要去揉搓红肿部位,以免发生二次损伤。受伤48小时内进行冷敷处理,每次冷敷15分钟左右;48小时之后,如果伤处仍肿,可以进行热敷。此外,如果怀疑孩子有任何异常,需要及时送到医院检查。

持续观察　大多数孩子摔伤后都可能头部先着地,如果头部受到撞击后孩子大哭,那么造成严重损伤的概率比较小。即使摔到了头部,也不用总怀疑会不会脑震荡。脑震荡这种比较严重的伤害,一般会有一段时间意识和知觉丧失。如果孩子一直意识清醒,脸色正常,一般就不会有脑震荡的问题。家长需要在24~48小时内仔细观察孩子,留意任何行为变化。如果孩子在24~48小时后,神志清醒,行为正常,没有任何异常的表现,基本可以排除神经系统损伤。有少数孩子会发生比最初更严重的状况,如有这种情况应立即就医。

以下这些情况需立即就医:孩子摔伤前,爬行、走路都自如,摔伤后就突然不可以了;持续性的易激惹(可能是孩子摔着头,痛得厉害导致情绪暴躁);耳朵或鼻子流出水状液体;持续呕吐;嗜睡;抽搐;呼吸不规律;意识丧失。

家庭急救箱

急救用品　体温表、纱布、绷带、棉签、创可贴、医用白胶布、小剪刀、镊子、风油精、清凉油等。

常备用药

解热镇痛药:如阿司匹林、去痛片、吲哚美辛、布洛芬等。

治感冒类药:如马来酸氯苯那敏、氨酚咖那敏、氨咖黄敏胶囊、强力银翘片、宝宝感冒灵等。

止咳化痰药:如盐酸溴己新、枸橼酸喷托维林、蛇胆川贝液、复方甘草片等。

抗菌药物:如氟哌酸、环丙沙星、乙酰螺旋霉素等。

胃肠解痉药:如普鲁本辛、山莨菪碱等。

助消化药:如多酶片、山楂丸、健胃消食片等。

通便药:如果导片、大黄苏打片、甘油栓、开塞露等。

止泻药:如盐酸洛哌丁胺、复方地芬诺酯片等。

抗过敏药:如赛庚啶、马来酸氯苯那敏、苯海拉明等。

外用消炎消毒药:酒精、碘酒、红药水、高锰酸钾等。氯霉素眼药水应常备,游泳后滴上几滴。

外用止痛药:如风湿膏、红花油等。

爱心小贴士

　　家庭备药不宜过多,一般够三五日剂量即可。药箱放在通风和阴凉处,药品要定期检查和更换,以免失效或变质。

好妈妈的秘密药方

　　洋葱皮可以帮助小伤口愈合,用加热过的土豆治疗耳朵感染,让牙膏抚慰被蚊子袭击过的小手……这些简单的小方法可以帮助你让生病的孩子感觉好些。同时也要小心观察,如果孩子还伴有其他症状,就需要马上带他去看医生。

　　耳朵感染　可以将一只土豆在微波炉里加热五分钟,取出后在外面裹一块湿毛巾,然后用它来敷耳朵。这样做的好处是土豆可以使散发的热持久而且均匀(但是要非常小心地控制土豆的温度,不要烫伤了孩子)。

　　割伤　对付割伤或者是划伤,要先用温和的肥皂和水清洁受伤的部位。然后找一只洋葱,轻轻剥下一张薄薄的皮,将它敷在伤处并轻轻按压。洋葱皮有类似凝血剂的功效,可以帮助止血。

　　嗓子疼　可以用温热的淡盐水漱口。温水有缓解疼痛的作用,而盐可以帮助杀菌。另外一个缓解喉痛的方法是在温水中加一小勺蜂蜜和半个柠檬挤出的汁。蜂蜜疗法不适合1岁以内的孩子。

　　蚊虫叮咬　要对付蚊虫叮咬引起的肿包和瘙痒,用牙膏涂抹被叮咬处就可以解决问题。

　　胃痛　可以给孩子喝一点儿淡茶水来让他的肚子感觉舒服一些。在这方面,甘菊花茶是最好的选择,因为甘菊花茶里含有抗菌物质。如果孩子不停打嗝,可以给他喝少量苏打水或者汽水。

　　尿布疹　可以给孩子抹点黄油或植物起酥油,促使皮肤愈合,这道屏障越厚、越油滑就越有效。

　　晕车(船)　无论是乘车、船还是飞机,年龄较小的孩子都会遇到晕车(船),从而产生恶心、出冷汗、虚弱等反应。将一点姜末放进水(或其他饮料)中给孩子喝下去对缓解恶心非常有效。

掌握宝宝用药量

　　由于婴幼儿各脏器的功能尚未发育成熟,对药物的解毒功能和耐受能力均不如成人。因此,宝宝用药必须严格掌握剂量,否则达不到治疗效果甚至导致中毒。较常用的宝宝用药量计算方法有以下几种：

按宝宝体重计算　多数药物已计算出每千克体重，每日或每次的用量，按已知的体重计算比较简便，已广泛推广使用。对没有测体重的患儿，可按下列公式推算。宝宝 6 个月前体重估计：月龄×0.7＋出生体重（千克）。7～12 个月体重估计：月龄×0.25＋6（千克）。1 岁以上体重估计：年龄×2＋8（千克）（青春发育期此公式不再适用）。药物剂量（每日或每次）＝药量/千克/次（或日）×估计体重（千克）。

按宝宝年龄计算　以成人剂量折算宝宝用药量，但各年龄组的用药量不是绝对的，可根据孩子的体质情况在所列范围内调整。

宝宝用药量与年龄及身体大小有关，也与其生理解剖特点及病情的轻重有关，还与各种药物的吸收代谢及排泄有关。因此，宝宝用药量最好由医生确定，需注意的是宝宝用药的选择与成人有许多不同之处，故随时就医，遵医嘱用药最好。

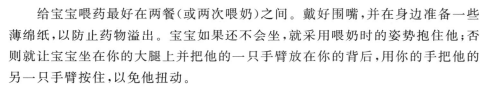

怎样喂宝宝吃药？

给宝宝喂药最好在两餐（或两次喂奶）之间。戴好围嘴，并在身边准备一些薄绵纸，以防止药物溢出。宝宝如果还不会坐，就采用喂奶时的姿势抱住他；否则就让宝宝坐在你的大腿上并把他的一只手臂放在你的背后，用你的手把他的另一只手臂按住，以免他扭动。

服药前半小时将所需服用的药片、药水按规定剂量置入碗中，并放少量温开水浸泡至完全溶化。味道较苦、酸的液体药物可适当加一些水或白糖，不能用牛奶、水果汁、茶水送服药物，以免影响药物吸收，服药后 1 个小时再喝牛奶及奶制品。

用匙给药　病情较轻时，用药匙压住下齿，使药液顺口角慢慢流入口中，直到宝宝将药物全部咽下。然后倒入少许糖水，与勺内残药混匀，再次喂入。切勿捏鼻灌药，以防呛入气管。

滴管给药　患儿病情较重，可用滴管吸足所需药液，放在患儿口腔颊黏膜和牙床间，按吞咽的速度慢慢滴入，直到把全部药液滴完。

手指喂药　把药物放入药匙中，抱起宝宝，用手指浸蘸药并让宝宝吸吮，持续数次，直至宝宝把全部药量吸完。

不要给宝宝滥用止咳糖浆

婴幼儿呼吸道感染时，最常见的症状是咳嗽。当孩子咳嗽时，家长往往给孩子服用止咳糖浆,因为止咳糖浆味甜,孩子喜欢喝。有些家长认为经常更换止咳药物或者两种药物合用孩子会好得快,结果却适得其反,不但咳嗽久治不愈,个别患儿甚至咳嗽加剧,病情越来越重,这是什么原因呢?

咳嗽是人体呼吸道为免受外来刺激的一种保护性动作。就像吃饭时,饭粒呛入气管内,会引起阵阵咳嗽,最终将饭粒咳出来一样。患气管炎或肺炎时也是这样,通过咳嗽,可将气管、支气管以及肺泡内的病菌以及组织破坏后的产物排出体外,以免这些有毒物质在体内存活,使呼吸道保持通畅和清洁。因此,这种有痰的咳嗽对人体是有益的,做家长的不必为孩子咳嗽过分着急。但有些孩子的咳嗽是无痰的干咳,反复剧烈的干咳会影响孩子的休息和睡眠,甚至能使肺组织撕裂和肺血管破裂,发生肺气肿、咯血和胸痛等,故干咳对患儿是不利的,需要积极止咳治疗。对于一般的咳嗽,应以祛痰为主,不要单纯使用止咳药,更不要过量地服用止咳糖浆。

目前,我国生产的宝宝止咳糖浆大多含有盐酸麻黄素、桔梗流浸膏、氯化胺、苯巴比妥等药物成分。服用过多都会有副作用,尤其盐酸麻黄素服用过多,孩子会出现头昏、呕吐、心率增快、血压上升、烦躁不安甚至休克等中毒反应。因此,不要给孩子滥用止咳糖浆,否则对孩子的健康是有害的,要按医生的吩咐给孩子服药。

第二节　常见急症的处理

❤ 心肺复苏技术 ❤

心肺复苏(CPR)　对由于外伤、疾病、中毒、意外、低温、淹溺和电击等各种原因导致的呼吸、心搏骤停,必须紧急采取重建和促进心脏、呼吸有效功能恢复的一系列措施。心搏骤停一旦发生,如得不到及时抢救复苏,4～6分钟后会造成患者脑和重要器官组织的不可逆损害。因此,心搏骤停后的心肺复苏必须在现场立即进行。

呼吸、心搏骤停的临床表现　①突然面色死灰、意识丧失。②大动脉搏动消失。③呼吸停止。④瞳孔散大。⑤皮肤苍白或发绀。⑥心尖搏动及心音消失。⑦伤口不出血。

心肺复苏步骤　①识别:双手轻拍患儿面颊或肩部,并在患儿耳边大声呼唤。用耳贴近口鼻,如未感到有气流或胸部无起伏,则表示已无呼吸。判断是否有颈动脉搏动,10秒内未扪及脉搏应立即启动心肺复苏程序。同时立即呼救,拨打"120"。②摆放体位:患儿仰卧于硬板床或地上,解开颈部纽扣。③打开气道,清除口腔、气道内分泌物或异物,有义齿者取下义齿,使患者仰头抬颏。④胸外心脏按压术,人工呼吸。

心肺复苏方法 ①当只有一个急救者给患儿进行心肺复苏术时,应是每做30次胸外心脏按压,交替进行2次人工呼吸。②当有两个急救者给患儿进行心肺复苏术时,首先两个人应呈对称位置,以便于互相交换。此时,一个人做胸外心脏按压,另一个人做人工呼吸。两人可以数着"1、2、3"进行配合,每按压心脏30次,口对口或口对鼻人工吹气2次。

胸外心脏按压术 一旦打开了气道,应将手指搭放在肱动脉触摸点(位于上臂内侧,肘与肩的中点)检查脉搏,如果测不到脉搏,应立即施行心脏按压。婴幼儿心脏按压部位在两侧乳头连线的中间,儿童的按压部位较婴幼儿为低。婴幼儿用中指、食指两个指头进行心脏按压,胸骨下陷深度为1/3~1/2胸廓厚度,每分钟100次。对儿童用一只手掌根进行心脏按压,下陷深度为1/3~1/2胸廓厚度,每分钟100次。按压时需注意:两次按压之间胸廓充分回弹,下压时间与向上放松时间相等;尽量减少胸外心脏按压的中断;按压时垂直下压,不能左右摇摆,不能冲击式按压;放松时手掌根部始终紧贴胸部,放松不离位。

儿童操作注意事项 由于儿童的解剖、生理及发育等与成人不同,儿童与成人CPR的徒手操作有较大差异。可将儿童分为出生28天内新生儿、0~1岁婴儿、1~8岁儿童三个组。8岁以上儿童与成人徒手CPR基本相同。婴儿按压一般要求按压深度达到1~2厘米,约为胸廓厚度的1/3,可根据患者体型大小等情况灵活掌握,按压时可触到颈动脉搏动效果最为理想。

心肺复苏包括清理呼吸道、人工呼吸、胸外按压、后续专业用药。

心肺复苏有效的体征和终止抢救的指征:①观察颈动脉搏动,有效时每次按压后就可触到一次搏动。若停止按压后搏动停止,表明应继续进行按压。如停止按压后搏动继续存在,说明患儿自主心搏已恢复,可以停止胸外心脏按压。②若无自主呼吸,人工呼吸应继续进行,或自主呼吸很微弱时仍应坚持人工呼吸。③复苏有效时,可见患儿有眼球活动,口唇、甲床转红,甚至脚可动;观察瞳孔时,可由大变小,并有对光反射。

注意事项:①口对口吹气量不宜过大,一般不超过1200毫升,胸廓稍起伏即可。吹气时间不宜过长,过长会引起急性胃扩张、胃胀气和呕吐。吹气过程要注意观察患(伤)者气道是否通畅,胸廓是否被吹起。②胸外心脏按压术只能在患(伤)者心脏停止跳动时才能施行。③口对口吹气和胸外心脏按压应同时进行,严格按吹气和按压的比例操作,吹气和按压的次数过多和过少均会影响复苏的成败。④胸外心脏按压的位置必须准确,不准确容易损伤其他脏器。按压的力度要适宜,过大容易使胸骨骨折,引起气胸、血胸;按压的力度过轻,胸腔压力小,不足以推动血液循环。⑤施行心肺复苏术时应将患(伤)者的衣扣及裤带解松,以免引起内脏损伤。

呼吸道异物的急救

呼吸道异物是耳鼻喉科最严重的急症之一。据统计,呼吸道异物患者中 5 岁以下儿童占 85%,3 岁以下占 70.8%。宝宝磨牙尚未长出,咀嚼功能不完善,咳嗽反射不健全,喉的保护功能差,喜欢口中含物,在哭笑、打闹或者跌倒时误吸入呼吸道。

现场急救　一旦孩子出现异物呛入气管的情况,一定不能惊慌失措,而是应该稳定自己的情绪和孩子的情绪,试着鼓励孩子通过咳嗽的方式咳出异物,如果没有效果,可采用以下方法急救处理:

海姆立克急救法　这是利用肺部残留气体形成的气流来冲出气管内异物的一种急救方法。具体操作时救护者应该从背后使用单臂环住患儿的腰腹部,然后将一手握拳,按压其肚脐和肋骨中间;把另一只手同时按在准备好的拳头之上,双手同时急速用力对患儿的身体向里、向上挤压,一直反复操作,直到阻塞物被吐出。

推压腹部法　操作的时候应让患儿仰卧在桌子或坚硬的平面物体上,抢救者将一手紧贴在孩子的腹部脐与剑突之间,同时向上适当加压;这时另一只手要放在胸壁上加压,反复多次对胸腔内加压,坚持操作直到异物咳出。

拍打背法　让患儿采取立位,抢救者站在患儿的侧后方,其中一个手臂围在患儿的胸部,把另一只手掌根放在患儿的肩胛间区脊柱位置上,对这个部位进行急促、连续、有力的拍击,同样也可促使气管内的异物排出。

倒立拍背法　婴幼儿发生气管异物时,可使用的最佳方法是倒提呛入异物的婴幼儿的两腿,然后用手轻拍其背部,这种方法主要是依靠异物自身的重力以及本身呛咳的冲力来咳出气管内的异物。

如以上方法无效或者本身情况比较紧急,就不能耽误时间,而是应该及时把患儿送往就近的医院,以便医生尽早为患儿采取手术治疗。平时也应该做好相关的预防措施,避免在小儿哭闹、玩耍、嬉笑的时候吃东西,避免让孩子吃花生、瓜子,不玩小纽扣、图钉等容易进入气管的物品。

烫伤的处理

小儿烫伤在急诊中占较大比例,轻者留下了疤痕,重者危及生命。如果烫伤占全身表面积 5% 以上，就可以使身体发生重大损害。

烫伤的急救处理步骤如下：

第一步 尽快脱掉被沸水打湿的衣物，从而减轻热力持续损伤作用。如果衣物和皮肤发生粘连，则需小心谨慎剪掉衣物而不能强行撕扯，避免造成皮肤损伤。

第二步 尽快对烫伤的创面进行降温处理，越早降温越有助于减轻热力损伤的严重程度。建议使用干净的清水或凉水持续浸泡和冲洗创面。可以把烫伤部位浸入洁净的冷水中，水温越低效果越好，但不能低于零下 6 摄氏度。一般应持续半个小时以上冷水浸泡时间，这样可减轻疼痛或烫伤程度。患儿需要转运时可以使用水盆浸泡或用湿毛巾局部冷敷，进行降温处理。

第三步 评估烫伤的深度、面积和部位。烫伤的深度一般分为三度：一度仅表现为烫伤部位疼痛和局部发红；二度除了有皮肤发红以外，烫伤部位还会出现大小不一的水泡和皮肤破损；三度烫伤皮肤发白没有血色，有的可出现皮肤脱落，常合并皮肤深部的血管和神经组织损伤。烫伤面积越大，深度越深，提示烫伤病情越严重。如果是小的烫伤，可以不需要送医处理，保持创面清洁即可。如果创面大、深度为二度至三度，不要立刻在创面涂抹有颜色的膏药或药水，因为容易造成烫伤部位继发感染，会影响医生对烫伤严重程度的判断。可用清洁纱布或软布等暂时包扎，防止进一步的污染或损伤，然后尽快将患儿转送至医院。

💗 外耳道异物的处理 💗

儿童的外耳道异物是耳部的常见急症，儿童常常喜欢将豆豆、玩具上的小零件、小石头等小物件塞于耳内，又因为怕家长训斥而不敢诉说，时间长了豆类膨胀，引起剧烈耳痛。较大异物堵塞耳道可引起耳塞、耳鸣、耳聋等症状。小虫入耳可引起耳部剧烈响声。若异物刺激鼓膜，可出现眩晕。外耳道异物虽然不会造成生命危险，但若不及时处理或处理不当，易造成耳道损伤，继发感染，损坏耳鼓膜而影响听力。

处理方法 取出异物的方法应根据异物的大小、形状、位置、性质、是否合并感染以及患儿的年龄而定。①圆形光滑的异物如小球、小豆，可用异物钩或小刮匙等器械顺空隙越过异物将其钩出，切勿用镊子夹取，以防将异物推向深处，嵌在峡部或损伤鼓膜。细小的异物则可用冲洗法洗出。操作中如遇小儿不配合，应尽量小心操作，避免损伤外耳道皮肤及鼓膜。②对于活的昆虫类异物，可先向外耳道滴入甘油或香油，或滴入 2% 丁卡因、70% 酒精以及对皮肤无毒性的杀虫剂等,使小昆虫麻醉瘫痪后用镊子取出或冲洗排出。对飞虫也可试行用亮光诱出的方法。③已泡胀的异物,先用95％酒精滴入外耳道内,使其脱水缩小后再行取出。易碎的异物则可分次取出。④对极其不合作的患儿,可就医后在全身麻醉下取出异物。异物过大或嵌入较深,难以从外耳道取出时,可做耳内或耳后切口,取出异物。⑤如外耳道有继发感染,应先进行抗感染治疗,待炎症消退后再取异物。⑥异物取出过程中,如因损伤外耳道而出血,可用碘仿纱条压迫止血,涂以抗生素软膏,预防感染,次日再取出异物。

💗 小儿眼外伤急救 💗

由于小儿活泼多动且没有防范意识,所以经常会发生眼外伤。眼睛是人体最重要的感觉器官之一,当眼睛受外伤后,应从以下方面进行应急处理。

急救措施:当眼睛受外伤后,不能用自来水洗眼睛,因为自来水不是无菌的,很容易引起细菌感染。应急处理时,处理人要把手洗干净,用干净纱布覆盖眼睛并固定,固定不宜紧而宜松。如果用力包扎,压迫刺激伤口会发生感染。如果有异物刺入眼内,不要自己取,要用干净酒杯扣在有异物的眼上,再盖上纱布,用绷带固定后去求医,尽量少走路,多乘车。在去医院的途中,尽量减少头及面部,特别是眼球的转动,走路时应当尽量减慢速度。

如果遇到儿童眼睛被溅上了腐蚀性液体,应立即用清水冲洗,时间不少于20分钟,越快越好,冲洗之后,马上去医院就诊。如眼内进入固体化学物质,应用棉签将其擦出后,用清水冲洗,严重者应立即去医院就诊。

注意事项:当一只眼睛发生穿透外伤后,会引起另一只眼睛的交感性眼炎,受伤眼称为诱发眼,未受伤眼称为交感眼,交感性眼炎是一种危险的症状。医生们把这称为"同情失明",有时一夜之间两眼会双双失明。为了避免发生上述症状,即使是微小的伤口,也必须尽快去医院诊治。为了防止眼外伤,要教育儿童在平时不要玩弄锐器,如剪子、针和部分玩具等。最好在监护人陪同下使用尖锐物品,防止刺伤眼睛。

💗 小儿惊厥 💗

惊厥是由于多种原因使脑神经功能紊乱所致,表现为突然发作的全身性或局限性肌群强直性和阵挛性抽搐,多数伴有意识障碍。小儿惊厥的发病率很高,6岁以下惊厥的发生率为成人的10～15倍。有30％～50％的婴幼儿在初次高热惊厥以后,发热时有抽搐复发。

病因

按年龄阶段 ①新生儿期产伤、窒息、颅内出血、败血症、脑膜炎、破伤风和胆红素脑病多见,有时也应考虑脑发育缺陷、代谢异常、巨细胞包涵体病及弓形体病等。②婴幼儿期高热、惊厥、中毒性脑病、颅内感染、手足搐搦症、婴儿痉挛症多见,有时也应注意脑发育缺陷、脑损伤后遗症、药物中毒、低血糖症等。③年长儿中毒性脑病、颅内感染、癫痫、中毒多见,有时须注意颅内占位性病变和高血压脑病等。④引起惊厥的几种常见疾病包括高热惊厥、颅内感染、中毒性脑病、婴儿痉挛症、低血糖症、低镁血症、中毒、低钙血症等。

按病变累及部位 ①感染性惊厥(热性惊厥):a.颅内疾病病毒感染如散发病毒性脑炎、乙型脑炎,细菌感染如化脓性脑膜炎、结核性脑膜炎、脑脓肿、静脉窦血栓形成,霉菌感染如新型隐球菌脑膜炎等,寄生虫感染如脑囊虫病、脑型疟疾、脑型血吸虫病等。b.颅外疾病如高热惊厥、中毒性脑病(重症肺炎、中毒性痢疾、败血症等为原发病)、破伤风等。②非感染性惊厥(无热惊厥):a.颅内疾病:颅脑损伤如产伤、新生儿窒息、颅内出血等,脑发育异常如先天性脑积水、脑血管畸形、头大(小)畸形、脑性瘫痪及神经皮肤综合征,颅内占位性疾病如脑肿瘤、脑囊肿。癫痫综合征如大发作、婴儿痉挛症,脑退行性病变如脱髓鞘性脑病、脑黄斑变性。b.颅外疾病:代谢性疾病如低血钙、低血糖、低血镁、低血钠、高血钠、维生素 B_1 或维生素 B_6 缺乏症等,遗传代谢性病如糖原累积病、半乳糖血症、苯丙酮尿症、肝豆状核变性等,全身性疾病如高血压脑病、尿毒症、心律不齐、严重贫血、食物或药物及农药中毒等。

临床表现

惊厥 少数患儿发作前可有先兆:极度烦躁或不时"惊跳",精神紧张;神情惊恐,四肢肌张力突然增加;呼吸突然急促、暂停或不规律;体温骤升,面色剧变;瞳孔大小不等,边缘不齐。典型表现为突然起病、意识丧失、头向后仰、眼球固定上翻或斜视、口吐白沫、牙关紧闭、面部或四肢肌肉呈阵挛或强直性抽搐,严重者可出现颈项强直、角弓反张、呼吸不整、青紫或大小便失禁。持续时间数秒至数分或更长。病理反射阳性等,发作停止后不久意识恢复。新生儿惊厥常表现为无定型多变的各种各样的异常动作,如呼吸暂停、不规则,两眼凝视,阵发性苍白或发绀。婴幼儿惊厥有时仅表现为口角、眼角抽动,一侧肢体抽动或双侧肢体交替抽动。

惊厥持续状态 指惊厥持续 30 分钟以上,或两次发作间歇期意识不能完全恢复,为惊厥的危重型。由于惊厥时间过长,可引起高热、缺氧性脑损害、脑水肿甚至脑疝。

高热惊厥　常见于6个月至4岁小儿,惊厥多在发热早期发生,持续时间短,在一次发热疾病中很少连续发作多次,常在发热12小时内发生,发作后意识恢复快,无神经系统阳性体征,热退一周后脑电图恢复正常,属单纯性高热惊厥,预后良好。

急救措施

(1)保持呼吸道通畅,防止窒息。患儿侧卧或头偏向一侧,免得呕吐物阻塞呼吸道。头稍后仰,下颌略向前突,不用枕头。切忌在惊厥发作时给患儿喂药(防窒息)。解开衣领,用软布或手帕包裹压舌板或筷子,放在上、下磨牙之间,防止咬伤舌头。同时用手绢或纱布及时清除患儿口、鼻中的分泌物。

(2)防止意外损伤,防止缺氧性脑损伤,及时就医,控制惊厥。针刺法:用针刺人中、合谷、十宣、内关、涌泉等穴。2～3分钟不能止惊者可用下列药物:止惊药物地西泮常为首选药物,但应注意本药对呼吸、心跳有抑制作用;水合氯醛配成10％溶液,保留灌肠;苯巴比妥钠肌内注射;氯丙嗪肌内注射;异戊巴比妥钠(阿米妥钠)用10％葡萄糖稀释成1％溶液静注,惊止即停注。

预防

预防复发就是要在易发年龄(6岁以前)完全避免再次发作,防止惊厥持续状态,减少癫痫的发生,避免智力发育障碍。目前常用间歇服药法,即初次发作以后,发热时立即用药。

婴幼儿急疹的护理

婴幼儿急疹　幼儿急疹是由病毒引起的,通过呼吸道传播,四季都可以发生,尤其是春秋两季较多。潜伏期为1～2周,如果宝宝与急疹患儿有过接触,2周内出现高热,应立刻采取措施暂时隔离,以免扩大传染。幼儿急疹是一种自限性疾病,没有特效治疗方法,精心的护理很重要。幼儿急疹有自己的独特临床症状,叫作"热退疹出"。多见于6～18个月的婴幼儿,表现为轻微流涕、咳嗽、眼睑浮肿、眼结膜炎。特点是在无明显诱因的情况下突发高热,达39～40摄氏度,重症可能伴有惊厥,持续3～5天体温骤降,退热后出现淡红色斑疹或斑丘疹,按压皮疹会褪色,撒手后又呈玫瑰红色,主要分布于颈部、躯干,偶尔出现于面部或四肢,皮疹在1～2天内消退,有少许脱屑,不留色素斑。

护理方法　①注意保证婴幼儿体内水分充足,婴幼儿急疹以高热为主要症状,会消耗大量液体。要尽量多饮水,同时促进毒素排泄。②以物理降温为主,如物理降温无效,高热时可服用退热药物,不需要使用抗生素或治疗皮疹药物。③出疹期间注意宝宝的皮肤护理,保持皮肤清洁,及时更换干净衣物,不要搔抓皮疹,以免抓破皮肤造成感染,也不要乱涂药,尽量不刺激皮肤。④宝宝的饮食宜清淡,多吃蔬菜和水果,补充维生素 C,增强抗感染力。主食多吃一些米粥、麦片、面条等。让患儿卧床休息,注意隔离,避免交叉感染。居室内要安静,定时开窗换气,儿童的衣服、被子不能捂得太厚、太多。

儿童发热处理

发热其实本身并不是一种疾病,而是某种疾病的前兆或症状,它的出现可以告诉父母孩子已出现问题。一般来说,5 岁前的孩子经常会有发热的情况,严重的还可能出现痉挛,预防痉挛就要及时治疗发热。孩子发热时,家长应该怎么应对呢?

第一,保持室内空气新鲜,避免室温过高,家里的门窗不可关得过严。让孩子少穿一点衣服,以散发体温,不要将小孩子包裹起来。传统的错误观念是若孩子发热,要用被子盖住其身体,把汗"逼"出来,其实这是不对的。小孩在发热时,会出现发抖的症状,父母会误以为孩子发冷,其实是体温在上升,这个时候孩子不适宜穿太厚的衣服。

第二,若 6 个月以内婴儿的体温不超过 38.5 摄氏度,不必急于使用退热药。只需让孩子好好休息,加强护理,给患儿喂充足的水,易消化的清淡饮食,以协助其恢复正常的体温。如果体温超过了 38.5 摄氏度,在家里可以采用方法简便、效果可靠又没有不良反应的物理降温法。但不建议将冰块放在孩子的额头,冰块太冷会令血管及毛孔收缩,热气反而散发不出来。冰块还会令孩子发抖,发抖时又会产生更多热能,导致体温持续上升。这个时候家长可以用温水为孩子擦浴,水温要在 50 摄氏度左右,适于四肢发凉、皮肤苍白的高热患儿。酒精擦浴时酒精的浓度应当是 33%,适用于皮肤灼热、干燥的高热患儿。擦拭的部位一般是血管分布比较多的地方,如颈部、腋窝、大腿根部等,这些部位血液循环快,血管表浅,容易散热,用拍擦的方式进行,擦至皮肤微微发红,注意擦过的身体部位的保温。动作要快,每次 5～10 分钟即可。擦拭中要避开儿童脚底以及胸前心脏等部位,以免引起不良反应。

第三,对于 6 个月以上的孩子,除物理降温外,还可以采用药物降温的办法。一般宜少量使用小儿退热片、布洛芬、对乙酰氨基酚等。家长还应注意的是,发热常是急性传染病的早期症状。因此,家长每日都要检查患儿全身皮肤有无皮疹、紫斑出现;眼睛是否发红,眼屎多少;有无呕吐、腹痛,是否出现脓血便,四肢活动是否灵活、肌力如何等。观察孩子精神症状。

♥ 鼻出血的处理 ♥

鼻出血在医学上称为鼻衄,通常是指鼻腔、鼻窦或鼻咽部的血管破裂而致的鼻流血,是一种很常见的症状。偏食、营养摄入不全面、气候干燥常常使儿童流鼻血的概率增加。另外,不好的习惯,如使劲挖鼻子,也会使鼻中小血管破裂,出现流鼻血的表现。

应对措施:①儿童发生鼻出血,家长可以使用拇指及中指紧压孩子的两侧鼻翼,也就是压迫出血的部位,帮助创面停止流血。一般来说,坚持紧压约五分钟后就可以松手看看是否已经有效止血。如果孩子的鼻腔内继续流血,可以重复紧压鼻翼的措施。②鼻出血时可以用冷毛巾或冰块敷额头部或者枕部,借助冰冷的力量来使血管收缩,从而可以有效减少出血。③鼻出血时可使用消毒棉花蘸适量三七粉或云南白药进行局部止血治疗,使用方法是填塞鼻腔,一般需要使用 10 分钟,取出的时候要轻。④举手法止血:让鼻出血的儿童低头(注意不是仰头),把手举过头顶止血。具体方法是,若左侧鼻孔出血,要举高右手,如果右鼻孔出血,要举起左手,双鼻孔出血就要同时举起双手,以增加上腔静脉的回心血量,减少鼻腔供血而达到止血的目的。

注意事项:当发生鼻出血时,应尽量使孩子安静,避免哭闹。最好让孩子取坐位,头稍向前倾,尽量将从鼻腔咽到口腔的血吐出,这样既可以知道出血量的多少,也可以避免将鼻血咽进胃里,从而刺激胃部,引起腹痛及呕吐。如果出血量较大,有面色苍白、出虚汗、心率快、精神差等出血性休克前兆症状,应采用半卧位,同时尽快将患儿送到医院进行治疗。

对于鼻出血,应着重强调的是治疗要从病因着手,对于各种鼻炎引起的鼻出血,要先治疗鼻炎;对于外伤或鼻异物引起的鼻出血,要处理外伤,取出异物;对于感染性疾病引起的鼻出血,如猩红热、上呼吸道感染以及血液病,包括白血病、血友病、血小板减少性紫癜等,则要针对这些疾病进行治疗。

♥ 狗咬伤的处理 ♥

狗咬伤的处理原则是及时并彻底清洗和消毒,因为这样才能尽量彻底地清除伤口中的污染物和病毒。不包扎伤口才有利于进行冲洗,并能够避免伤口感染的发生。

处理方法:①检查伤口的大小:充分检查伤口的大小,主要观察伤口的面积、深度和受伤位置,看是否伤及大的血管、神经等。如果出血严重,要及时用止血带或绳子勒紧止血。②冲洗：不管是"疯狗"还是正常的狗，都可能携带狂犬病毒。条件有限的话可以选择用流动的清水冲洗，用3%～5%的肥皂水（或者其他弱碱性清洁剂）和一定压力的流动清水交替彻底清洗、冲洗所有咬伤和抓伤处至少15分钟。然后用生理盐水（也可用清水代替）将伤口洗净。冲洗较深伤口时，用注射器伸入伤口深部进行灌注清洗，做到全面彻底。③挤压：因为猫狗等动物所导致的伤口往往外面面积小，而伤口深。如果只是用简单的清水冲洗并不能完全将毒素冲出，用力挤压伤口周围的软组织有助于伤口内狗唾液和污血的排出。④消毒：常用消毒液有碘伏、酒精等。彻底冲洗后用2%～3%碘酒（碘酊）或者75%酒精涂擦伤口。如伤口碎烂组织较多，应当首先予以清除。伤口处理愈早愈好，此时如果伤口已结痂，应将结痂去掉后按上法处理。⑤接种疫苗：即使是非常小的伤口，Ⅱ级以上暴露均要尽快接种狂犬病疫苗，Ⅲ级暴露还需注射狂犬病免疫球蛋白。

注意事项：伤口不宜包扎，应尽可能暴露开放性伤口。如果伤口必须包扎缝合（如侵入大血管），则应保证伤口已彻底清洗消毒，并已按上述方法使用抗狂犬病血清。幼儿因个子小，所以极易被咬伤头面及上肢等血液丰富的部位，若被传染了破伤风或狂犬病则进展快，病情危重。因此，处理伤口应规范及时。

扭伤的处理

扭伤在生活中非常常见，特别是对于活泼好动的孩子。脚踝、手臂等是最容易扭伤的部位，扭伤后，受伤部位周围的肌肉会感觉疼痛且难以活动，关节处可能会肿胀，皮肤表面产生淤血，不能负重。

急救措施　①要分辨伤势的轻重，立即停止运动，以防加重损伤。②要正确使用热敷和冷敷。热敷和冷敷都是物理疗法，作用却截然不同。血遇热而活，遇寒则凝，所以在受伤早期宜冷敷，以减少局部血肿；在出血停止以后再热敷，可加速伤处周围淤血的消散。一般而言，受伤24小时内应冷敷。③如果是不太严重的关节扭伤，平卧休息时在受伤的部位垫一个枕头，以缓解充血和肿胀。外敷药物有助于血肿与水肿较快吸收（如万花油、双氯芬酸二乙胺乳胶剂、云南红药喷剂等）。④如果疼痛明显，可咨询医生使用止痛药。⑤对于关节处扭伤，一般需固定伤肢关节两周。严重的扭伤可能导致骨折，应尽快就医，请医生进行处理。

儿童呕吐、腹泻的处理

肠胃炎是最容易导致儿童腹泻、呕吐的疾病。当出现腹泻和呕吐的情况时,最令人担心的是孩子脱水。若脱水达到5%,即孩子的体重下降超过5%,父母就必须警惕,因为脱水会导致儿童的血压下降、心跳加速,输送到各器官的血液可能不足,这样会造成肾衰竭、神志不清等,如果持续下去,还可能导致心脏衰竭。

专家认为,儿童呕吐便意味着肠胃已不能负荷,所以应停止食用固体食物,这时候应给孩子喝口服补液盐(oral rehydration salt,ORS)。父母应切记,ORS不是家里用的盐,而是世界卫生组织推荐的防治腹泻脱水的有效药物,一般的药房都可以买到。盐水中含有一定的盐分和少许糖分,可补充呕吐及腹泻时失去的水分,盐水也比较容易被吸收,不需经过大工程的肠胃消化。

父母尤其要注意盐水的饮用方法,不能一下子给孩子灌完,可以每隔半小时喂食一次,当然呕吐问题不是一两个小时就可以解决的,最终还是要让医生来检查呕吐的原因。医生通常会用一些药物来帮助儿童止吐,同时也会引导父母循序渐进地给孩子进食。一般是先从液体食物开始,如盐水、葡萄糖水、薏米水、蜜糖水等,如果孩子吸收得好,再慢慢地给他们补充一些有营养的半流质饮食,继而再给他们一些面包、饼干或粥,至于煎炸、油腻的食物,应尽量避免。要注意的是,腹泻的儿童不能很好地消化牛奶中的乳糖,所以不建议给孩子喝含有乳糖的奶粉、豆粉。家长应避免不断地给孩子进食,这样做只能导致孩子继续呕吐不止。最理想的做法是少食多餐,如果孩子病情严重,应及时就医,进行静脉补液药物治疗。

💗 误服药物 💗

在日常生活中,常常会发生宝宝误服药物的现象,尤以2～4岁居多。宝宝药物中毒后首先会出现胃肠道症状,如恶心、呕吐、腹痛、腹泻,之后出现头晕、头痛、呼吸不均匀、憋气、呼吸带特殊气味、脉搏细弱无力、面色苍白、皮肤发花。轻者烦躁不安,重者甚至出现昏迷、嗜睡、抽风等。

应急救护方案 ①可用手指刺激宝宝咽部,使药物被呕吐出来。若胃部内容物少,宝宝不容易呕吐,可让他喝水。喝水量按体重来算,一般1千克体重可以喝10～15 mL。②将宝宝腹部顶在他的膝盖上,使其头部放低。这时再将手指伸入宝宝喉咙口,轻压舌根部,反复进行,直至呕吐为止。如果让宝宝躺着呕吐,要侧卧,防止呕吐物堵塞喉咙,进入气管,呕吐后残留在口中的呕吐物要即时清除掉,若只吐出一点或根本不吐,就应立即去医院急救。

第五章 疾病预防

第一节 儿童腹泻

儿童腹泻病是儿童中最常见的疾病之一。儿童腹泻病是由多种因素引起的,以大便次数增多和大便性状改变为特点的消化道综合征。该病是造成儿童营养不良,生长发育障碍及死亡的重要原因之一。据统计,我国每个儿童一般平均每年要患2～3次腹泻病。因此,预防和治疗腹泻是保护儿童健康、降低儿童死亡率的重要措施之一。

感染性腹泻 由肠道致病菌引起的腹泻,儿童肠道内感染和细菌感染最为常见,其次为真菌和寄生虫。在2岁以下儿童的腹泻中,半数以上是由病毒感染所致,其中最主要的病原体是轮状病毒。由细菌感染所导致的腹泻主要有致腹泻大肠杆菌、空肠弯曲菌、耶尔森菌及金黄色葡萄球菌等。

非感染性腹泻 由食物不消化、过敏、肠道不耐受以及气候变化等因素引起,发病时间无限制,会造成上皮细胞空泡变性以及坏死,同时还会改变肠黏膜结构功能,造成肠道内电解质与水转运失调。最常见的原因是不合理的人工喂养,如喂养不定时、每次进食量过多、突然改变食物的品种、辅助食品添加过早、盲目增加品种等。另外,婴儿对食物产生过敏也可以引起腹泻,如对牛奶、大豆、花生、小麦等过敏。同时,容易被忽略的病因有气候的突然变化,使儿童腹部受凉致使肠道蠕动增快导致腹泻;天气炎热时胃肠道消化液分泌减少,诱发的消化功能紊乱也可导致儿童腹泻。

🍂 儿童腹泻的科学预防 🍂

母乳喂养 母乳有利于吸收和消化,可减少腹泻的发生。另外,母乳中还含有乙型乳糖等碳水化合物,能够加快双歧杆菌生长,从而抑制和阻碍大肠杆菌的发生。母乳的吸收率远高于牛乳,有助于婴儿消化和吸收,对于婴儿是最方便、经济、实惠的食物。母乳也能够为婴幼儿成长提供必备的免疫成分,具体包括双歧因子细胞、溶菌酶、乳铁蛋白、补体等,可大幅度提升婴幼儿抵抗各种病原微生物的能力。

改进辅食添加方法 在辅食添加过程中,应根据年龄特点选择易于消化吸收、能满足婴儿生长发育需要且不易导致过敏的食物。在添加辅食的过程中,忌一次性添加多种食物,也不能急于添加优质蛋白质等易导致过敏的食物。应该坚持由少到多,由稀到稠,由细到粗,由一种到多种。可通过最佳的辅食添加与喂养,改善婴儿的营养状况,减少腹泻的发生。

提供干净的饮用水和足够的卫生条件 饭前便后要用肥皂和清水给儿童洗手,采用正确的洗手方法,让儿童养成经常洗手的好习惯。擦手毛巾要经常洗涤,并在日光下暴晒或用消毒剂洗涤。

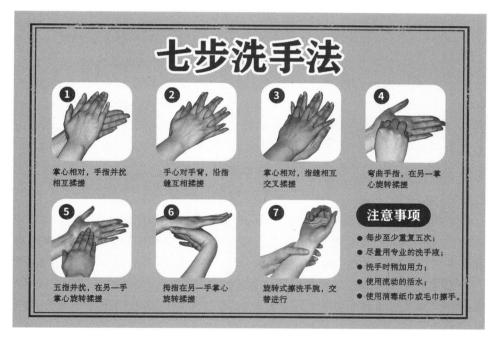

建立清洁卫生的厕所 及时处理粪便,保证卫生安全。

完成儿童免疫程序中各种疫苗的接种。

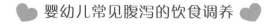

奶瓣蛋花样便

诱因和表现 由于婴幼儿消化器官娇嫩,消化功能差,食入脂肪、蛋白质易引起消化不良,表现为大便次数增多,排出稀便如蛋花,其中夹有淡黄色、米粒大小的奶瓣。

对策 减少饮食中脂肪、蛋白质的含量,适当延长哺乳间隔时间,缩短喂奶时间,以减少食量。对于人工喂养的婴儿,可延长牛奶的煮沸时间,使牛奶中的脂肪颗粒变小,利于吸收。同时,可按孩子月龄大小,在牛奶中加入 1/3～1/2 的水,使牛奶中的酪蛋白凝块变小,利于消化。对于增加辅食的婴儿,应减少喂辅食的次数和数量,暂停增加从未吃过的食物品种,使胃肠道得到休息。

发酵性腹泻

诱因和表现 婴儿如喝过甜的糖水、牛奶或其他饮料,或过多地食用淀粉含量高的食物,如米糊、面条、甘薯等,或用炼乳(含糖 40%)喂养,会导致其肠道内糖分过多,无法消化吸收,发酵产生少量食物残渣。大便次数增多,每日 3～6 次或更多。

对策 减少或暂停进食加糖的甜食和淀粉含量高的食物。饮食以浓缩鱼汤或鱼肉米糊(制作方法:将蒸熟的鱼肉压成泥状,再将奶糕压碎炒,成焦黄色相混合,或将大米炒焦后煮成米糊加鱼泥)为佳。进食宜定时定量。淀粉类食物宜趁热吃,防止冷却后"回生"而呈老化状态,不易消化。腹泻严重时可喂焦米汤,每 2 小时一次。焦米汤内含有少量炭,有收敛及吸附毒素的作用,且渗透性不强,有助于腹泻的恢复。还可适当喂一些煮苹果水,或苹果泥、胡萝卜泥、开水煮苏打饼干等,以中和肠道的酸性环境。

腐败性腹泻

诱因和表现 进食过多鸡蛋、牛奶、豆浆等蛋白质丰富的食物,或食物烹调不当、加热不够,可使大便呈糊状、褐色或淡黄色,混有鼻涕样黏液,散发出臭鸡蛋的味道,每日 3～8 次,量时多时少。

对策 停止或减少进食蛋白质含量高的食物,如肉、蛋、鱼、虾、蟹、豆类等。在奶品中加入少量淀粉类食物,如米汤、奶糕等。母乳喂养的婴儿还可适量进食一些蔬菜、果汁等,增加肠道内的碱性,促进康复。

脂肪性腹泻

诱因和表现 若婴儿进食油腻食物过多,或过食巧克力,或母乳含脂肪量较高,或反复消化不良,肠道内消化酶减少,会使大便变稀,呈糊状,白色,夹有小米粒样白色奶瓣,外观发亮似奶油,量较多,臭味较重,每日排便 3～4 次或更多。

对策 注意缩短哺乳时间。母乳可分三段:第一段,贮存于乳腺管靠近乳头一端,较清淡,含钙、磷等矿物质较多,哺乳时婴儿最先吃到;最后一段白而稠,含脂肪较多。缩短哺喂时间,可避免婴儿吃到脂肪含量高的第三段乳汁,在喂过奶后挤掉。人工喂养的婴儿暂用3～5天脱脂牛奶或半脱脂牛奶。脱脂牛奶就是将牛奶煮沸,去掉上层奶皮,反复3次即成。如果腹泻好转,则改为半脱脂奶,即只去一次奶皮。脱脂奶含脂肪量少,产热量低,不宜久用。对已增加辅食的婴儿,暂停进食含脂肪多的饮食如猪肉、蛋类等,改喂谷类食物、大豆、胡萝卜等。对于腹泻时间长者,添加高蛋白、低脂肪食物,如青鱼、鲤鱼、小黄鱼等。

饥饿性腹泻

诱因和表现　婴幼儿在饥饿状态下,肠蠕动会代偿性地加快。奶量不足或婴儿满月后仍用稀释牛奶,或因体质较差,经常患病,食欲低下,或因过多忌口,过分限制进食量,肠道便会不断排出不含或含量很少的黏液便,也可为黄绿色松散便,或棕色黏液便,有腥味,无臭味。每日排便3～5次,每次量少。

对策　不能将饥饿性腹泻误认为肠道感染而限制进食量,会进一步加重病情,酿成不良后果。饥饿性腹泻的婴儿在哺乳时或哺乳后啼哭,对这类患儿,需要增加进食量。根据以往饮食习惯,由少到多,由一种到多种,逐渐添加食物。以稀释牛奶喂养的孩子,可改用全奶。根据月龄不同,加喂米汤、米糊、苹果泥、烂油条、藕粉等低油食物。每次加一种,加一匙或半匙,观察大便性状。如大便性状好转,食物品种、数量即可随之增加。

药物治疗及饮食调整

鸡内金散　鸡内金适量,烘干研细末,每服2～3克,每日2次,开水冲服。鸡内金含有丰富的胃激素,适用于脾虚型腹泻及伤食者。

姜茶饮　干姜2克,绿茶3克,研成细末后加少量白砂糖,用开水冲服。干姜所含辣素会促进消化液分泌,有健胃作用;绿茶有抑菌和收敛作用。

山药糊　将山药研成粉末状,每次用6～12克,加适量糖,温水调好,置文火上熬成糊,每日3次。适用于腹泻病程较长者服用。

乌梅汤　乌梅3克,水煎,服时加少许盐,每日3～4次。对久泻不止,并伴有口渴、低热多汗的患儿最为适宜。

山楂苍术饮　生山楂、炒苍术各10克,加水煎煮,每日3次。对脾虚湿重并伴有恶心、呕吐症状的患儿最为适宜。

焦米汤　将米粉放在锅内,用文火炒至焦黄,加少量糖和水,煮沸后服用。焦米汤有一定的能量,米粉炒热后可使部分淀粉转变成糊精,有利于消化吸收,炒焦后的淀粉还有吸附肠内细菌、毒素及气体的作用。

胡萝卜汤 将 100 克胡萝卜剁碎,加 300 毫升水煮沸 45 分钟,用细筛过滤,滤液加适量的糖。胡萝卜汤富含碱质和果胶,能吸附细菌及毒素,并有助于大便成形。

熟苹果泥 将苹果隔水蒸或去皮、去籽后加少量水煮烂,便成为苹果泥。它对消化道的刺激小,而其中的果胶能吸附细菌和毒素,所含的糅酸具有收敛止泻作用。

青香蕉 即未熟透的香蕉。将适量的青香蕉捣烂成泥,每次喂 1～2 汤匙。其淀粉含量高,部分来不及经小肠消化吸收的淀粉,在肠道中可发挥类似蒙脱石散等药物的止泻作用。同时,青香蕉中含钾、钠、氯较多,对腹泻引起的水盐代谢失衡的恢复极为有利。

谷麦芽茶 炒麦芽、炒谷芽适量,煎茶,少量多次饮服。

上述食疗方,请在专业医师指导下服用。

第二节　儿童呼吸道传染病及预防

急性呼吸道感染是儿童常见的多发性疾病,是儿童患病和死亡的常见疾病,年龄越小危害越大。其中,6 月龄以内婴儿死亡率远远高于其他年龄组。儿童呼吸道传染病严重危害儿童的个体健康,已然成为一个严重危害公共卫生的问题。

肺炎 "肺炎"的字面意思是"肺部被感染",大部分儿童的肺炎继发于病毒性上呼吸道感染,常见的病毒有呼吸道合胞病毒、流感病毒、副流感病毒、腺病毒等,典型的过程是引起疾病的这些病毒侵入胸腔,并引起肺炎。肺炎同样有可能由细菌感染引起。传染途径主要是咳嗽或者直接接触感染者的唾液或黏液传播。如果病毒感染对呼吸道产生了强烈的刺激,降低了儿童机体的免疫功能,细菌就可能趁机而入,开始在儿童的肺部生长,在原发感染的基础上出现二次感染。如果孩子的免疫防御功能或肺功能被其他疾病如囊性纤维化、哮喘或肿瘤(也包括治疗肿瘤的化疗药物)削弱,肺炎则更容易发生。先天性呼吸道和肺部发育异常的孩子在患肺炎方面也有更高的风险。

大多数种类的肺炎都与人与人之间传播的病毒或细菌感染有关,所以它们大多高发于秋季、冬季以及早春季节,因为这时候孩子们都会花更多的时间在室内活动,从而密切接触其他人。孩子患肺炎的概率和他所穿衣服的厚薄以及气温没有太大关系。

症状和体征:和其他很多感染一样,肺炎常常也引起发热,并继发出汗、寒战、皮肤潮红以及全身不适。同样,和平时相比,孩子也有可能食欲下降且没有活力。婴儿和幼儿可能看起来面色苍白,没有活力,而且比平时哭得更多。因为肺炎可能引起呼吸困难,家长也有可能注意到以下这些更典型的症状:咳嗽;快速、费力的呼吸;肋骨和胸骨之间及周围的皮肤内陷;鼻翼扇动(张开);胸部疼痛,特别是在咳嗽或深呼吸的时候;喘鸣。嘴唇和甲床青紫,这是由于血液中氧含量减少造成的。虽然医生根据症状、体征和检查就可以诊断肺炎,但为了确诊并且判断肺部病灶被感染的程度,拍一张胸部 X 线片也是非常重要的。

麻疹 由麻疹病毒引起的一种具有高度传染性的急性呼吸道传染病。在应用疫苗之前,儿童几乎都要感染麻疹病毒,90%以上的儿童自然感染获得免疫。疫苗得到广泛应用以来,儿童发病得到有效控制。但近年来,不少国家麻疹出现高发势头。未接受过疫苗免疫和未患过麻疹的人群都有感染的可能。冬春季是麻疹等呼吸道传染病的高发季节,人员流动、自然因素与社会因素复杂多变,给病毒传播带来可乘之机。应提高警惕,采取有效的措施保护自己,也保护好家人和朋友。

麻疹主要通过喷嚏、咳嗽等途径由飞沫传播,患者是唯一的传染源。麻疹病毒存在于患者口腔、鼻腔及眼分泌物中,当患者打喷嚏、咳嗽以及呼吸时,有大量的病毒传播到空气中,没有患过麻疹或没有注射过麻疹疫苗的人接触了麻疹病毒,90%以上都会被传染。密切接触者亦可经污染病毒的手传播,第三者或衣物间接传播很少见。

麻疹早期可出现发热、流涕、咳嗽、结膜炎等,从发热到出疹为前驱期,一般持续 3～4 天。在病程第 2～3 天,90%以上患者可出现麻疹黏膜斑,即柯氏斑,具有诊断价值,随后出现皮疹。皮疹常由耳后、发际出现,随后到面部、前额、躯干以及四肢,最后达手足心。麻疹常见并发症包括中耳炎、肺炎、喉气管支气管炎、腹泻和脑炎等。其中,肺炎是麻疹最常见的并发症。

风疹 风疹是儿童常见的呼吸道传染病。风疹的临床症状较轻,以发热,皮疹及耳后、枕后淋巴结肿大为特征。部分病例可以是亚临床表现或者症状不明显,其作为传染源的意义重大。皮疹一般三天即退,故又称"三日麻疹",且退后不留色素沉着。有些病例不表现发热和皮疹,故易被人们忽视。年长儿童及成人偶可出现关节受累及紫癜。

妊娠早期妇女感染风疹可危害胎儿,感染可导致胎儿死亡、自然流产或早产。风疹病毒对胎儿影响的严重程度主要与感染发生时的怀孕时间有关。特别是怀孕前 3 个月,胎儿可出现先天性风疹综合征,包括心脏畸形、失明、听力障碍和智力发育不全等畸形,以及发育迟缓、血小板减少性紫癜、肝脾肿大、溶血性贫血、间质性肺感染等非畸形表现,给孩子和家庭带来不幸。

预防风疹的主要目的是预防先天性风疹综合征。因此,我国已把含风疹的疫苗纳入国家免疫规划,对适龄儿童开展免费接种,以阻断风疹病毒传播,从而间接保护育龄期妇女免受感染。但建议有条件的妇女在计划怀孕之前最好接种风疹疫苗(至少在怀孕期前3个月接种),以加强对自身的保护,防止发生先天性风疹综合征。

流行性腮腺炎　流行性腮腺炎,俗称"痄腮",是由腮腺炎病毒引起的急性呼吸道传染病,早期患者及隐性感染者均为传染源。由患者和健康带毒者的唾液、飞沫或呼吸道分泌液经空气传播,污染唾液的衣服、食品、玩具均可传播。人群普遍易感。

部分病例早期可有发热、头痛、无力、食欲缺乏等前驱症状,但大部分患者无前驱期症状。

发病1～2天后出现颧骨弓或耳部疼痛,然后唾液腺肿大,其典型特征为腮腺的非化脓性肿胀、疼痛,伴发热,并累及各种腺组织及脏器,以5～15岁儿童最多。青春期女性受感染后,除腮腺炎外还可继发卵巢炎,引起月经紊乱和不孕。青春期男性可并发睾丸炎。最严重的并发症是脑膜脑炎,还可并发胰腺炎、心肌炎、乳腺炎等。本病易在幼儿园、学校发生并流行。

若在学校或幼儿园的宝宝发生腮腺炎,应隔离至腮腺肿大完全消失才能返校。预防腮腺炎除了要注意开窗通风,培养良好个人卫生习惯,勤洗手,加强户外锻炼,提高抵抗力外,接种疫苗是最有效的办法。

水痘　水痘是常见的呼吸道传染病,是由水痘-带状疱疹病毒原发感染引起的发热出疹性疾病。患者是主要传染源,病毒存在于患者的上呼吸道和疱疹液中,自发病前1～2天到痂皮干燥脱落为止都有传染性。水痘传染性极强,人群普遍易感,儿童接触后90%会感染。孕妇患水痘时,胎儿可被感染,病后可获得持久免疫。

水痘病毒主要通过空气、飞沫或直接接触传播。患者经2周的潜伏期后出现发热、全身不适等前驱症状,成人可有畏寒、低热、头痛、咽痛、恶心、食欲减退等症状,持续1～2天后皮肤及黏膜分批出现迅速发展的丘疹、水疱、脓疱、结痂。水痘皮疹为向心性分布,主要位于躯干,其次为头面部,四肢相对较少,手掌、足底更少。脓疱结痂的过程中,患者会觉得痒,但如果弄破了脓疱,容易造成皮肤感染,会留下疤痕,如不出现并发症,可在2周左右痊愈。抵抗力较弱者还可能引起继发细菌感染、肺炎及脑炎等并发症。免疫缺陷儿童感染水痘病情严重,可发生出血性水痘,病死率较高。儿童患水痘后,病毒可潜伏体内,成年后一旦机体免疫力下降还会发生带状疱疹（俗称"缠身龙"），带状疱疹可持续数周，产生剧烈的神经疼痛。

水痘无特效药治疗，预防和控制水痘的有效手段是接种疫苗。对易感儿童接种冻干水痘减毒活疫苗，可产生保护性抗体，免疫力持久。一旦发现儿童出现发热、皮疹（皮肤出现红斑、水疱）等症状，应及时送往正规医院进行诊断，并隔离治疗。隔离措施应行至皮疹全部变干结痂为止。

流行性感冒 流行性感冒（简称"流感"）病毒分甲、乙、丙三型。其中，甲型流感病毒致病力最强，可感染动物和人类，并引起流行甚至世界范围内的大流行；乙型致病力稍弱，可引起局部流行。流感病毒经常发生抗原漂移和抗原转移，逃避机体免疫系统的防御，这也是造成大流行的原因。

流感病毒具有高度传染性，通过飞沫经空气传播。患者和隐性感染者潜伏期即有传染性。人群普遍易感，感染后获得对同型病毒免疫力，但持续时间短，各型及亚型之间无交叉免疫，可反复发病。典型的流感起病急，经短暂潜伏期后，急起高热寒战，1～2 日内体温可高达 40 摄氏度，伴随全身乏力、头痛、肌痛、咽痛等症状，可引发肺炎、支气管炎、心肌炎、心包炎等并发症，造成老年人、体弱者等高危人群的大量死亡，给社会带来巨大的损失。最大规模的流感大流行发生于 1918～1919 年，造成 2100 万至 4000 万人死亡。因此，流感的预防一直受到世界各国的高度重视。

由于流感病毒变异较快，每年世界卫生组织根据各地流感流行监测的结果推荐当年制造疫苗的流行毒株。因此，每年流感疫苗毒株有所差异，需要每年接种一次流感疫苗才能有效预防流感。

流行性脑脊髓膜炎 流行性脑脊髓膜炎简称"流脑"，是由分属 A、B、C、D、X、Y、W135 等 13 个菌群的脑膜炎双球菌引起的急性化脓性脑膜炎。早期可表现为发热，随后出现剧烈头痛、频繁呕吐、颈项强直、烦躁等症状，甚至嗜睡或昏迷，有的患者可出现面色苍白、口周发灰、皮肤和黏膜出现出血点等症状。部分患者暴发起病，可迅速导致死亡。另外，由于流脑的症状初期与感冒相似，很多人会误以为是患了感冒而错过尽早治疗的机会。所以，一旦孩子出现发热、头痛，继之出现喷射状呕吐等流脑可疑症状，应尽早看医生，这一点非常重要。

带菌者和流脑患者是本病的传染源。本病具有易传播、起病急、病情重、隐性感染比例高、病程进展快、死亡率高等特点。任何年龄组都可发病，以冬春季发病较多。本病隐性感染率高，流行期间人群带菌率高达 50%，感染后细菌寄生于正常人鼻咽部，不引起症状，不易被发现。因此，带菌者作为主要传染源，病原菌主要经咳嗽、打喷嚏，借飞沫由呼吸道直接传播。人群普遍易感，感染后仅约 1‰ 出现典型临床表现。随着流脑疫苗的普遍接种和有效抗生素的使用，我国流脑发生率和病死率显著降低。

百日咳 百日咳是由百日咳杆菌引起的急性呼吸道传染病，临床特点为阵发性、痉挛性咳嗽以及咳嗽终止时伴有鸡鸣样吸气吼声。本病病程较长，如未得到及时有效的治疗，病程可迁延数月，故称"百日咳"。百日咳一年四季均可发生，冬春季节多见。百日咳患者、隐性感染者、带菌者为本病的传染源。从潜伏期开始，到发病后 6 周均有传染性，尤其是潜伏期末到病后卡他期 2～3 周传染性最强。

百日咳由呼吸道飞沫传播，咳嗽、说话、打喷嚏时分泌物散布在空气中形成气溶胶，通过吸入传播。家庭内传播较为多见。因成年人和大年龄组儿童症状常不典型，其作为传染源意义重大。

患儿的年龄越小，病情越重，可因并发肺炎、脑病而死亡。因此，请及时为儿童接种百白破疫苗。

白喉 白喉是由白喉杆菌引起的急性呼吸道传染病。临床特征为咽、喉、鼻部黏膜充血、肿胀并有不易脱落的灰白色假膜。由于细菌外毒素导致全身中毒症状，严重者可并发心肌炎和末梢神经麻痹。咽白喉有点状或斑片状伪膜，严重的颈部明显变粗，形成"牛颈"。白喉特点是声嘶、犬吠样咳嗽，重者甚至失音。严重者发生呼吸困难，窒息而死。

患者和白喉带菌者是传染源，主要经呼吸道飞沫传播，也可经食物、玩具和物品间接传播，偶尔可经破损的皮肤传播。人群对白喉普遍易感。本病一年四季均可发病，以冬、春季节多发。

通过疫苗接种，我国目前已基本实现无白喉病例。

b 型流感嗜血杆菌（Hib）引起的疾病 b 型流感嗜血杆菌（Hib）为嗜血杆菌属，革兰氏阴性杆菌，主要通过空气飞沫传播，5 岁以下儿童，尤其是 2 个月至 2 岁的婴幼儿很容易被传染。Hib 不仅可引起小儿肺炎，还可引起小儿脑膜炎、败血症、脊髓炎、中耳炎、心包炎等严重疾病。

全球每年约 300 万儿童受到感染，造成 40 万～70 万儿童死亡。在我国，50% 左右的化脓性脑膜炎、30% 左右的肺炎是由 Hib 引起的。由于抗生素的滥用，细菌的耐药性逐渐增强，治疗效果逐渐下降，且抗生素不能避免后遗症的发生，因此，对婴幼儿进行免疫接种预防 Hib 感染十分重要。

Hib 疫苗尚未纳入我国国家免疫规划，家长可根据自身经济条件和儿童身体状况为孩子选择接种。

结核 由结核杆菌引起的慢性传染病，可累及全身各个器官，其中以肺结核最为多见。

开放性肺结核患者是主要传染源,呼气道是主要传播途径,吸入带菌的飞沫和烟尘后即可被感染。儿童是结核杆菌的易感者,新生儿对结核杆菌非常易感。对于免疫机能还不成熟的儿童来说,儿童初次感染结核杆菌为病情较轻的原发性肺结核,严重的有粟粒性肺结核和结核性脑膜炎。此病损害脑实质和颅神经,可导致死亡。

接种卡介苗可以有效预防儿童结核性脑膜炎和播散性粟粒性结核病。

❤ 呼吸道传染病预防 ❤

注意开窗通风,保持良好的卫生习惯 呼吸道传染病流行季节,房间应经常开窗通风,每日上午、下午各一次,每次不少于 30 分钟。如果因病需要去医院就诊,要做好自我防护,注意戴上口罩,避免交叉感染,同时应注意个人卫生,勤洗手。

加强儿童体格锻炼,增强儿童的体质 平时通过保证充足睡眠,科学安排日常生活,加强体育锻炼来提高机体的免疫能力。提高儿童对环境温度变化的反应能力。例如,衣服不宜过多、过紧,应随气温的高低而有所增减,使皮肤、黏膜能接触冷热空气,锻炼自身对冷热的反应。多到户外活动,以增加接触日光和新鲜空气的机会。例如,从小进行日光浴、空气浴、冷水浴的锻炼,以增强呼吸道和皮肤的反应灵敏性,不易因受凉而引起上呼吸道感染,同时病原体不易侵袭呼吸道,从而预防儿童呼吸道感染的发生。

注意儿童营养 维生素 A 是增强机体免疫应答、维护正常呼吸道黏膜及呼吸器官上皮细胞功能所必需的微量营养素。维生素 A 缺乏,甚至无临床症状的亚临床维生素 A 缺乏均可引起机体免疫功能损害,可影响机体免疫系统的 B 细胞和 T 细胞的功能,影响细胞免疫和体液免疫,使上皮细胞免疫应激性和正常屏障功能降低。同时预防维生素 C、维生素 D、维生素 E,铁、锌等微量元素的缺乏,保证膳食营养平衡,增强机体的免疫能力,预防呼吸道感染及肺炎的发生。

少接触呼气道感染的患者 尽量少去人多、空气污浊的场所,如超市、商店、游乐场、电影院等,尤其在冬春季节,应少去或不去门窗紧闭及空气不流通处。当地有呼吸道感染流行时更应注意,家中所有成员回家后应认真清洗双手,加强个人卫生,以免将病原体带回家,造成家庭中传染。家中有上呼吸道感染的患者时,尽量减少与儿童接触,并应戴口罩,勤洗手,以免造成家庭传播。

及早发现,及早治疗 儿童患呼吸道传染病时,应及早发现,及早治疗,一旦出现了相关症状,应尽快到正规医院进行诊断和治疗,避免延误病情和造成疫情播散。正确治疗可以防止引起并发症。对患病的儿童,应加强护理,促使早日康复,尽早发现症状,及时医治。

预防接种 接种疫苗可以建立最坚实的保护,是预防传染病最有效、最易施行的手段。

第三节 其他传染病及预防

流行性乙型脑炎 流行性乙型脑炎简称"乙脑",是由乙型脑炎病毒引起的传染病。乙脑最初的症状与感冒相似,发病后可表现为高烧,患者很快出现剧烈头痛、惊厥和颈项强直等脑膜刺激症状,有些患者还可以出现烦躁不安、意识障碍、嗜睡、昏迷等临床表现,严重者可因呼吸衰竭死亡或留下神经系统后遗症。乙脑具有发病急、进程快、病情凶险、病死率高的特点。

乙脑是一种夏秋季多发的传染病,80%～90%的乙脑病例集中在 7、8、9月。乙脑经蚊虫媒介传播,三带喙库蚊为主要传播媒介。在流行地区、流行季节,猪为本病的主要传染源。蚊子通过叮咬乙型脑炎病毒感染的猪和其他动物而携带病毒,带毒的蚊子再叮咬其他的人和动物而传播疾病。

人群对乙脑病毒普遍易感,但绝大多数是无症状的隐性感染。有症状的乙脑多发生在 10 岁以下的儿童,2～6 岁发病率最高。近年来,在少年儿童普遍接种乙脑疫苗后,儿童发病率有所下降,成人和老人发病相对增多。

预防乙脑应采取灭蚊、防蚊及预防接种为主的综合措施。清扫卫生死角、积水,疏通下水道,喷洒消毒杀虫药水,消除蚊虫滋生地,降低蚊虫密度,切断传播途径,以防止乙脑疫情的发生和扩散。要避免到蚊虫较多的地方活动与露宿,采用纱窗、纱门,使用蚊帐、驱蚊剂等措施防止蚊虫叮咬。

注射乙脑疫苗是预防乙脑的关键。目前,乙脑的免疫程序为 8 月龄、2 周岁分别接种一针次乙脑减毒活疫苗。儿童应接种乙型脑炎疫苗,提高免疫力,特别是流动人口,家长要及时带孩子去当地预防接种门诊接种。乙脑疫苗注入后 1 个月左右方能生效,故应在流行季节到来前 1～2 个月接种。

狂犬病 狂犬病是由狂犬病毒引起的一种急性传染病,又称"恐水病""疯狗病"等。狂犬病主要通过患病动物咬伤、抓伤或由黏膜感染引起,在特定的条件下还可通过呼吸道气溶胶传播。狂犬病一旦发病,进展速度很快。患者初期对声、光、风等刺激敏感而喉部有发紧感,进入兴奋期可表现为极度惊恐,恐水、怕风、发作性咽肌痉挛、呼吸困难等,最后痉挛发作停止而出现各种瘫痪,可迅速因呼吸和循环衰竭而死亡。人被狂犬病毒感染的动物咬伤后,多数在 30 天后甚至4～6个月后才发病。发病后多数 3～5 天死亡,很少超过 10 天,病死率100％。传染动物主要是犬(超过 90％),其次是猫。

被狂犬咬伤后是否发病有很多影响因素:①要看进入人体的狂犬病毒的数量,如果疯狗咬人时处于发病的早期阶段,它的唾液中所带的狂犬病毒就比处于发病后期时少。②大面积深度咬伤比伤口很小的浅表伤更容易发病。③多部位咬伤比单一部位咬伤更容易发病,且潜伏期较短。④被咬伤后正确及时处理伤口和行抗狂犬病暴露后治疗,可大大减少发病的危险。⑤通过黏膜感染发病较咬伤皮肤感染发病快,而且病例多呈抑郁型狂犬病。⑥咬伤头、面和颈部等中枢神经系统的部位或周围神经丰富的部位,较咬伤四肢者的发病率和病死率要高。⑦抵抗力低下的人较抵抗力强的人更易发病。

对犬进行严格管理,犬免疫是控制人狂犬病的积极有效方法。人被动物咬伤后接种狂犬疫苗和抗狂犬病血清是预防感染狂犬病的主要方法。

脊髓灰质炎 脊髓灰质炎俗称"小儿麻痹症",是由脊髓灰质炎病毒引起的小儿急性肠道传染病,多发生在 5 岁以下小儿,尤其是婴幼儿。该病毒主要通过粪-口传播,人是自然界唯一宿主。临床特征为在发热或热退后出现急性肢体弛缓性麻痹,比较多见于单侧下肢,部分人会遗留永久性肢体麻痹。

通过接种脊髓灰质炎减毒活疫苗,我国自 2000 年顺利实现了无脊髓灰质炎目标,但是,与我国接壤的个别国家仍有脊灰流行,脊灰野病毒输入我国并引起流行的危险依然存在,疫苗接种工作仍不能放松。

甲型病毒性肝炎 甲型病毒性肝炎(简称"甲肝")是由甲肝病毒引起的急性传染病,主要经粪-口途径传播,由被污染的食物和水引起感染。甲肝流行范围遍布全世界,其发病率与地区的居民密度、环境卫生和经济生活水平有关。在大城市由于卫生条件改善,隐性感染减少,多数人没有抗体,一旦甲肝病毒传入,很容易引起暴发流行。

典型甲肝的主要临床表现为食欲减退、恶心、厌油、乏力、巩膜黄染、茶色尿、肝脏肿大、肝区痛等。疾病的轻重程度往往取决于被感染者的年龄。幼儿经常没有黄疸期;而在青少年和成人中,常表现有明显的黄疸期。甲肝还有大量隐性感染者,虽不发生临床症状,但仍可排出病毒,不知不觉地传播疾病。此外,由于人口流动性增加,高发区的人将病毒带到低发区,也是甲肝传播的重要危险因素。通过疫苗接种和卫生条件的改善,我国儿童甲肝发病率已降至很低水平。

预防甲肝最经济有效的措施是接种甲肝疫苗。另外,应注意个人饮食卫生,勤洗手,特别是饭前一定要洗手。如果条件无法满足,也要在背包中配备消毒湿巾等清洁用品,吃东西前先把手擦干净。不在设施差的饭馆(尤其是个体摊贩)吃饭,更不吃不熟的、不洁的食品。不喝生水、泉水,喝烧开的水,减少传播机会。

乙型病毒性肝炎 乙型病毒性肝炎(简称"乙肝")是由乙肝病毒(HBV)感染后引起肝细胞炎症、坏死、纤维化的传染病,主要侵犯儿童及青壮年。乙肝病程迁延,易转变为慢性肝炎、肝硬化及肝癌。而儿童时期患乙肝,极易形成慢性化。在我国,乙肝是当前威胁人类健康的重要传染病,是一个严重的公共卫生问题。

乙型肝炎是血液传播性疾病,主要经血(如不安全注射史等)、母婴传播及性传播,皮肤黏膜破损传播也有一定比例,如文身、扎耳洞、内窥镜检查等。乙型肝炎病毒不经呼吸道、消化道传播。因此,日常学习、工作或生活接触,如在同一办公室(共用电脑等办公用品)、住同一宿舍、同一餐厅用餐、拥抱、握手、共用厕所等不会感染。

我国是乙肝大国,母婴传播是乙肝的主要传播方式。因此,我国预防乙肝的主要策略是给新生儿尽早接种乙肝疫苗,以达到阻断母婴传播的目的。我国自 2002 年将乙肝疫苗纳入国家免疫规划实施免费接种,通过 10 年来的接种,乙肝控制取得显著成绩。目前,15 岁以下儿童乙肝发病率显著下降,5 岁以下儿童乙肝表面抗原携带率降至 1% 以下。

新生儿破伤风 新生儿破伤风是由破伤风杆菌感染所致的抽风,因为一般在出生后 7 天发病,故俗称"七日风",多发生于旧法接生或未经消毒的急产。广泛存在于自然界的破伤风杆菌,从脐带断端进入新生儿机体内,在体内繁殖到一定数量,放出足够的毒素导致发病。

发病时小儿表现为不会吃奶、嘴张不开、哭声细小、面部呈"苦笑面容",继而波及全身,肌肉抽搐、脖子后仰、四肢发挺,呈现角弓反张。严重时,喉头痉挛,皮肤呈青紫色,持续抽搐。最后可因窒息性心力衰竭而死亡。

对破伤风,要立足于预防。有感染可能或已经感染者,立刻送医院,及早注射疫苗或破伤风抗毒素,并对症处理。

参考文献

［1］陈昌辉,万朝敏.儿科常见疾病专题讲座［M］.成都:四川大学出版社,2013.

［2］孙桂菊,李群.护理营养学［M］.南京:东南大学出版社,2020.

［3］曾果.营养与疾病［M］.成都:四川大学出版社,2017.

［4］陈结素.早期综合发展指导对儿童健康发育的影响［J］.福建医药杂志,2022,44(2):171-172.

［5］傅彩凤.儿童营养不良的护理措施与健康指导策略［J］.中国医药指南,2019,17(25):235-236.

［6］侯利娜.《儿童急救常识》出版:儿童急救与护理要点分析［J］.介入放射学杂志,2023,32(2):208.

［7］刘精明.我国儿童营养不良状况分析［J］.江苏社会科学,2019,302(1):59-68.

［8］刘志芳,王洁翡,朱孝靖.学龄前儿童营养不良的发生现状及影响因素分析［J］.河南医学研究,2022,31(19):3482-3485.

［9］毛祖丽.婴幼儿预防接种的常见不良反应及护理措施探讨［J］.基层医学论坛,2018,22(6):853-855.

［10］王品.学龄前儿童龋齿的护理干预研究及健康指导分析［J］.中国医学文摘(耳鼻咽喉科学),2021,36(1):216-218.

［11］辛振海.学龄前儿童的身心发展特点与健康指导［J］.连云港师范高等专科学校学报,2016,33(1):71-74.